우리가 몰랐던

암의
비상식

우리가 몰랐던

암의
비상식

시라카와 타로(의학박사) 지음
이준육·타키자와 야요이 옮김

ぴ 중앙생활사

1장

왜 '말기암'은
3대 요법으로 낫지 않나

2장
반드시 알아두어야 할
암의 실체

3장
말기암,
면역요법·유전자치료·온열요법으로
잡는다

4장

암치료를 바꾼
서플리먼트와 안정요오드수

5장

시한부 선고를 받고도
약 60%가 치유된다

　과학기술의 진보에 따라 현대의학의 암치료법도 꾸준히 발전하고 있습니다. 이전 세대에는 상상할 수조차 없는 의술이 21세기 암치료법의 표준의술을 구축하고 있습니다.

　이와 같은 발전이 거듭됨에도 암난민이 늘어가는 현실 때문에 의술을 펼치는 의사들에게 의문점이 던져진다는 상황도 부정할 수 없습니다. 가까운 장래에 현재 처해 있는 어려운 문제들을 해결하려고 노력하지만 암을 예방하거나 완치하려는 연구는 아직 많이 부족하다는 느낌입니다.

　암치료 전문의료센터나 암치료 전문의들이 연구하는 방법과 치료 방향이 한결같이 옳은 것일까요? 전문지식과 방법만으로 접근

하는 암치료 방향이 뭔가 부족하다는 판단이 들어 의사의 한 사람으로서 자성해야 한다고 생각합니다.

이 책에는 양식 있는 의사가 경직된 전문집단의 상식의 틀을 깨고 새로운 길을 찾아 나서는 용감한 도전이 담겨 있습니다. 또 말기암인 환자에게 새로운 선택지를 제시하고 그에 따른 치료성적도 구체적으로 소개했습니다.

암 환자들이 현대의학의 3대 암요법을 받고도 기대했던 효과를 얻지 못해서 결국 완화케어에 의존하며 전전하는 것도 현실입니다. 최근에는 완화케어의 중요성도 커지고 있습니다. 완화케어라고 하면 지금까지는 암 말기에 하는 관리라는 이미지가 강했습니다. 하지만 지금은 암 요양 중 아픔이나 괴로움을 줄이려면 치료 초기부터 실시해야 하는 것이라고 여겨져 암 진단 고지 후부터 적극적으로 받아들여지고 있습니다.

3대 요법을 보완하는 식으로 행해지는 대체요법도 있습니다. 따라서 암치료에는 각 요법의 장단점을 고려하여 중심이 되는 치료방법을 선택하고, 다른 방법도 조합해서 적용할 필요가 있습니다. 3대 요법에 따르는 표준적 치료방법에 더해 다양한 방법을 도입하여 종합적인 치료를 실시하는 것을 암의 학제적 치료라고 합니다.

이 책에서 소개하는 서플리먼트를 적용한 요법과 이준육 선생님과 더불어 15년 넘게 연구해온 최신 대체의학인 색채정보역학 치료를 적용한 암치료 연구에 기대하는 바가 큽니다.

암 환자와 가족이 이 책을 읽고 최선의 치료법을 선택해 더 건강하고 행복하게 생활하시기 바랍니다.

가정의학전문의 이준호(여수 진남의원 원장)

말기암이라도 낫는다

말기암이라도 극적으로 나을 수 있다는 사실은 7년 전 처음 확인했다. 당시 20세이던 타니구치 씨는 혈액암의 하나인 악성림프종을 앓았는데, 이미 전신의 림프절에 전이된 상태였다. 치료받던 대학병원 암센터 주치의사에게 '더 치료한다는 것은 의미가 없다'는 소견을 들었다고 했다.

타니구치 씨는 절망적인 상황에서 마침 가족이 나와 알고 지내던 사이였던 것이 계기가 되어 내 클리닉센터에 왔다.

그 무렵, 나는 영국 옥스퍼드대학교 시절 오랫동안 연구하던 유전자 해석기술을 응용해서 암의 유전자검사를 전문으로 하는 회사 설립에 관여했는데, 어떠한 계기로 이 회사에서 손을 빼고 오로지 암의 유전자치료를 연구하고 있었다.

그리고 유전자를 검사하여 초조기(超早期) 암, 즉 암이 발생한 가장 이른 시점에서 진단하는 검사 키트(kit)를 개발하게 되었다. 얼마 지나지 않아 어떤 사람이 "만약 그 검사로 암이 발견된다면 선생님이 치료해주실 거죠?"라고 물었다. 그래서 "아니요. 치료하는 것이 아닙니다. 이 검사 키트는 어디까지나 암을 아주 빠른 시점에서 진단하기 위한 것입니다"라고 대답했다. 그랬더니 "그렇다면 선생님이 개발한 검사 키트로 검사한 결과 나을 수 없는 암이라는 사실을 알게 된다면, 공포 속에서 지내야겠군요. 그럼 차라리 모르는 게 낫겠네요"라고 비난했다.

그렇다. 크기가 1cm 정도 되기까지 5년 이상 걸릴 수도 있는 아주 작은 암을 발견했다 하더라도 몸속에서 암이 발견되었다는 사실 자체가 환자에게는 커다란 스트레스가 된다. 그것이 계기가 되어 좁쌀 크기의 암이 급속히 진행될 여지도 있다. 나는 그와 같은 비난을 듣고 정신이 번쩍 들었고, 결국 암 유전자검사 회사 설립에 관여하는 일에서 손을 떼고 암치료를 연구하게 되었다.

그러한 때 타니구치 씨가 나를 찾아왔는데 그전에 그녀 가족이 먼저 상담하러 왔다. 마침 그때 나는 해외에서 발간된 관련 문헌

들을 열심히 읽다가 악성림프종에 효과가 있을 거라고 여겨지는 유전자치료제가 있다는 사실을 알았다. 그래서 "이 치료제를 사용해볼까요?"라고 제안했더니 "네, 부탁합니다"라고 하였다. 그래서 환자 본인을 보자고 하였다.

처음 내 클리닉에 왔을 때 타니구치 씨는 팔, 다리, 얼굴이 탱탱 부어 있었고 통증으로 몸을 제대로 가누지도 못했다. 또 림프종 때문에 온몸의 림프관이 부어 있었다. 피부를 감싸고 있는 신경도 부종으로 당겨졌기 때문에 상당히 고통스러워했다.

그녀는 걷기조차 어려워 부모님에게 안겨서 들어왔다. 유전자 치료를 하려고 링거액과 주사를 주려 했더니 그녀는 "그냥 있어도 아픈데 주삿바늘을 찌르는 것은 당치도 않아요"라고 울면서 도망치려 했다. 그래서 간호사와 같이 세 사람의 도움을 받아 겨우 주사를 놓았다.

일주일이 지나고 클리닉에 다시 온 그녀는 거짓말처럼 기운을 회복했다. 탱탱하던 붓기도 제법 많이 빠져 처음 방문했을 때 고통에 일그러져 있었는데 생글생글 웃음을 지으며 혼자 걸어 들어왔다. 총 3회 치료로 혈액검사 수치도 완전히 정상치로 회복되었다.

그리고 7년이 지난 현재 그녀는 암이 재발하지 않아 건강하게 지낼 뿐만 아니라 결혼도 해서 엄마가 되었다.

덧붙여 말하면, 그녀는 유전자치료를 받고 호전된 다음 '이제 더 해드릴 것이 없다'고 말했던 대학병원 주치의에게 건강한 모습을 보여줬다고 한다. 그녀는 그 의사에게 자신이 마치 유령이라도 된 것처럼 했다며 웃었다. 온몸이 탱탱 부어서 이제 더는 가망이 없을 거라고 생각하던 환자가 건강해져 나타났으니 암센터 의사들은 얼마나 놀랐을까.

면역요법을 가르쳐준 환자

이 환자가 말기암에 대한 유전자치료가 적중하여 건강을 되찾은 최초 성공사례였다. 평소 '항암제 중심 암치료가 아니라 더 좋은 방법이 있을 것이다'라고 생각해왔는데 이에 확신을 준 환자였다.

처음에는 유전자치료 방법으로만 말기암을 치료했는데 점차 더 많은 환자를 대하면서 면역요법이나 온열요법도 받아들이게 되었다. 면역요법은 나고야에서 이미 면역요법을 받고 있던 환자가 나에게 오면서 도입하게 되었다.

그 환자는 나에게 "면역요법을 계속 받으면서 선생님의 유전자 치료나 온열요법도 받을 수 있을까요?"라고 물었다. 하지만 그때 나는 자신있게 대답할 수 없었다. 그래서 그 환자를 통해 면역요법의 창시자적 존재인 나이토 메디컬클리닉의 나이토 야스히로(內藤康弘) 선생에게 연락한 뒤 나의 면역요법과 연계하여 치료하기로 했다.

이 대목에서 면역요법과 연계하기로 한 결정을 부연 설명함으로써 내 학부생 시절 이야기를 하겠다. 내가 교토대학 의과대학에 다닐 적에는 학생운동이 한창이어서 수업을 정상적으로 받을 수 있는 상황이 아니었다. 당시 내 취미는 매일 큰 절을 탐방하는 것이었다. 그래서 나는 절을 찾아가거나 교토대학 면역학교수 카츠라 요시모토(桂義元) 선생님의 연구실에 틀어박혀 있었다.

면역학교실이라고 한 까닭은 의학부생 시절 〈NHK 특집〉이라는 다큐멘터리 프로그램에서 면역세포가 암세포를 잡아먹는 동영상을 보고 감동해 면역학에 관해 연구하고 싶다는 열망이 있었기 때문이다. 그 후 사정이 생겨 면역학교실에 남을 수 없었지만, 그래도 의학부생 시절 매일 면역학교실에 다니며 연구조수를 한 덕분에 면역학에 관한 기초지식을 배울 수 있었다.

이와 같은 배경이 있었기에 면역요법에 관해 들었을 때 이치에 타당하니 효과적일 것 같다고 판단할 수 있었다. 그래서 나고야에서 온 암 환자 치료도 면역요법과 연계하면서 좋은 결과를 얻을 수 있었다. 이후 유전자치료와 면역요법, 온열요법이라는 세 가지 방법을 조합해서 암치료를 하게 되었다.

암 3기, 4기라도 3년 생존율 60%

2008년 나가사키에 클리닉센터를 개업해서 말기암치료를 시작한 이후, 2013년에는 도쿄로 클리닉센터를 이전하였다. 환자를 직접 방문하여 진료하는 것을 기본으로 해서 말기암치료를 하고 있다. 내 치료를 받고 싶어 하는 환자들이 전국에 흩어져 있으므로 나는 왕진가방을 들고 전국을 바쁘게 돌아다니는 나날을 보내고 있다.

지금까지 500명이 넘는 암 환자를 진료하였다. 그들은 대부분 암 3기에서 4기의 진행암, 이른바 말기암이라고 하는 암 환자들이다. 내가 왜 진행암이나 말기암 환자만 대상으로 진료하는지는 나중에 자세히 설명하겠다. 이른바 현재의 표준의료에서 조기암(早期癌, 일정 범위에서 머물고 있는 암)의 치료성적은 좋지만, 진행된 암의 치료성적은 낮기 때문이다. 이는 내가 의사가 된 1980년대와 비교해도 거의 변함이 없는 치료성적이다.

암이 진행되어 수술할 수 없는 상황이라면 항암제에 의지하는 치료가 시작된다. 지난 30년간 새로운 항암제는 끊임없이 연구 개발되었지만 진행하는 암에 대한 치료성적은 기대만큼 향상되지 않았다. 치료 현장, 즉 암센터에 의지하여 치료받는 환자들 가운데는 '이제 할 수 있는 것은 없다', '더 해줄 것이 없다'는 주치의의 선고를 받으면서 암치료를 거절당하고 갈 곳을 잃어버리는 환자인 암 난민*도 있다.

'진행한 암에 대해 항암제 이외의 효과적인 치료법을 확립해 세상에 보급하고 싶다.' 이것이 내가 말기암치료를 시작한 목적이다.

나가사키를 거점으로 치료를 실시한 3년간 치료실적을 정리한다면, 2년 생존율은 61.29%였다. 그 후 도쿄로 클리닉센터를 옮기고 난 뒤의 데이터도 포함해 2014년 9월까지 치료실적을 정리한 것이 표에 나와 있다. 괄호 안의 숫자는 암 3기 환자이며, 대부

---

* 암 난민(Cancer refugee)이란 암치료에서 암치료·극복을 위한 수술, 항암제 등의 적극적 의료수단을 모두 적용한 후 고통완화를 위한 치료(완화의료)로 이행하는 단계에서 치료수단이 없는 것에 대한 불만 또는 더 적용해볼 치료적 방법이 없다고 선고된 것으로, 의료기관에서 버려졌다고 생각하는 환자를 지칭하는 말이다. 결국 암치료 전문 의료기관에 더는 의존할 수 없게 되어 대체요법 등을 찾아 전전하는 모양이 보트 피플이 떠도는 것 같은 암 환자를 가리킨다. – 옮긴이

분 암 4기 환자다.

전체의 3년 생존율은 59.0%였다. 나가사키에서 치료했을 때 2년 생존율에 비교하면 약간 떨어진 수치이지만, 돌아가신 환자 중에는 치료 도중 이전의 주치의에게 가서 항암제치료를 다시 시작한 분들도 포함되어 있다. 만약 원래 다니던 병원에서 실행하는 항암제치료로 되돌아간 환자가 없었다면, 치료실적은 조금 더 좋아졌을지도 모른다.

내 치료방식이 '완전함'에는 이르지 못했지만 국립암센터나 대학병원 등 권위 있는 병원의 스테이지 3, 스테이지 4의 치료성적과 비교하면 뚜렷한 차이가 있다. 아직은 어중간한 숫자이지만 큰 진보라고 할 수 있다.

3년 생존율 실적(2014년 9월 1일 현재)

병명	치료 수	생존 수	병명	치료 수	생존 수
뇌종양	4	2	췌장암	15	8
갑상선암	5(4)	5	신장암	2	1
두경부암	15(6)	8	방광암	3	2
폐암	18	10	자궁암	5	5
식도암	5	3	난소난관암	8	5
위암	17	7	전립선암	10	10
소장암	1	1	유방암	29	19
대장직장암	23	11	악성림프종	11	6
간장암	12	5	백혈병	5	4
담낭담관암	8	4	육종	4	2
			합계	200	118

이 책에서 소개하는 암치료법은 500명이 넘는 환자의 지지를 받아서 쌓은 것이다. 그중에는 내 힘이 미치지 않아서 돌아가신 분도 있다.

나가사키를 거점으로 치료했을 때는 환자가 돌아가신 후 장례식에 반드시 참석했다. 환자 가족에게서 연락을 받고 찾아가곤 했는데, 간혹 환자 친척으로부터 "뭐 하러 왔느냐? 당신 탓이다"라는 원망 섞인 말을 듣기도 했다.

도쿄로 거점을 옮기고 전국에 흩어져 있는 환자를 찾아가는 왕진치료로 바꾸게 된 후에는 돌아가신 분의 장례식에 좀처럼 갈 수 없게 되었다. 하지만 지금도 7일제나 사십구재가 지나서 조금 안정되었을 때 반드시 찾아간다. 고인의 명복을 빌기 위해서이기는 하지만, 한편 스스로 반성하기 위해서이기도 하다.

가족을 만나면 환자가 생각난다. 환자는 왜 돌아가셨는지, 치료에서 무엇이 부족했는지, 좀 더 좋은 판단은 할 수 없었는지… 매번 돌아본다. 또 가족에게 이야기를 듣고, 환자분의 마지막은 어땠는지 정보, 자료도 얻을 필요가 있다. 그러한 자료가 다음 환자치료에 반드시 도움이 되기 때문이다.

나의 암치료 내용은 지금까지 진료한 500명이 넘는 진행암, 말기암 환자들이 있었기에 조금씩 개선될 수 있었다. 이 책에서는 현 시점에서 가장 좋다고 생각할 수 있는 치료법의 조합을 소개했다.

이 책이 좀 더 좋은 치료를 찾아 고민하는 암 환자와 그 가족, 낫지 않는 암치료에 의문을 품고 있는 의사들에게 조금이나마 도움이 되기를 바란다.

1장

왜
'말기암'은
3대 요법으로
낫지 않나

암
의
비
상
식

말기암치료는
20년 전보다
발전하지 않았다

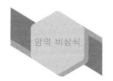

암의 비상식

　현대의료에서 암의 표준치료법인 3대 요법을 적용한 후 5년 생존율은 암 종류에 따라 다른데, '스테이지 1(stage 1)'이라면 90% 정도, '스테이지 2'라도 70~80%가 된다고 한다. 스테이지는 암의 진행도를 가리키는 지표로, '스테이지 1~4'까지 4단계를 가리키는 용어다. 우리말로는 병기(病期)의 단계를 의미하고 보통 '암 1기~4기'로 통용하므로 이하에서는 '암 1, 2, 3, 4기'로 표기한다. 또한 병기를 구분하는 숫자가 커질수록 암이 진행하고 있다는 것을 가리키며, '암 4기'는 이른바 '말기암(末期癌)' 상태다.

　누구라도 암이라는 말을 들으면 두렵고 무서운 병이라는 선입견이 있을 텐데 '조기암(早期癌, 일정 범위에서 머물고 있는 암)'이라면 90% 정도는 치유되므로 그다지 무서워할 것도 없다. 그런데 암이 더욱 진행되어 3기, 4기가 된다면 이야기는 달라진다. 암 3기가 되면 5년 생존율은 50% 정도로 떨어지며, 암 4기에서는 10~20%로 단번에 떨어진다. 암이라도 췌장암처럼 5년 생존율이 몇 퍼센트라는, 예후가 매우 좋지 않은 암도 있다.

근래 들어 의학이 진보했으므로 '이제 암은 나을 수 있는 병이 되었다'는 말도 듣게 되는데, 이는 조기암에 한정하는 것이다. 아무리 효과적인 치료법이라 하더라도 암세포가 증식하는 속도를 이기지 못한다면 암이 나으리라는 희망은 없다.

조기암과 말기암에서 왜 이렇게까지 치료결과에 차이가 있을까? 그 이유는 암세포가 최초 발생한 장소에 국한하여 머물고 있는 조기암은 수술로 제거할 수 있는데 비하여, 암세포가 온몸에 퍼져버린 상태의 전이암(轉移癌)이나 말기암은 암세포를 수술로 제거할 수 없기 때문이다. 따라서 이러한 암에 대해서는 항암제를 중심으로 하는 치료법 이외에 다른 선택지가 거의 없는 것이 현실이다.

내가 수련의(修鍊醫) 1년째가 되던 시절 호흡기외과에서 처음으로 담당한 환자는 75세 된 여성 폐암 환자였다. 그 당시 미국에서 개발된 새로운 항암제가 도입되었으니 이제 암을 고칠 수 있으리라는 희망을 품었지만 그 신약을 적용했는데도 전혀 효과가 없었다.

이어서 담당한 환자는 32세 여성 폐암 환자였다. 그런데 이 환자에게도 신약인 항암제는 듣지 않았다. 이 환자는 어린 두 아이가 울면서 지켜보는 가운데 "선생님, 힘들어요"라며 내 가운을 꼭 붙잡은 채 임종했다.

그 후에도 나는 1년 정도 말기 폐암 환자를 몇 명 더 담당했지만, 유감스럽게도 항암제를 적용한 치료에서 암 환자를 낫게 할 수 없었다. 나는 그때 심한 무력감에 휩싸였다. 당시 일을 돌이켜 생각해보면, 항암제를 거부하고 집으로 돌아간 환자들이 오히려 오래 살았던 것 같다. 그와 같은 수련의 시절의 쓰라린 경험으로 암치료에 대하여 희망을 잃어가던 어느 날, '암 환자를 구할 수 있는 방법은 예방하는 것밖에 없다'는 생각이 떠올랐다. 그래서 미련 없이 임상의사 생활을 그만두고 연구의 길로 들어섰다.

그런데 나는 이 책 머리말에서 소개한 사연으로 다시 '말기암치료'와 정면으로 마주서게 되었다. 20년 만에 임상현장에 돌아온 나는 놀랄 수밖에 없었다. 내가 항암제를 사용해 암치료를 했던 20년 전이나 지금이나 암치료법은 거의 발전하지 않았기 때문이다. 조기에 발견된 암의 치유율은 20년 전보다 확실히 향상되었고 발전했다는 사실은 인정한다. 그러나 '전이암'과 '진행암'에 관해서는 거의 효과적인 방법이 없었다.

그래서 조기암은 제외해두고 진행암에 대해 수술, 항암제, 방사선치료라는 이른바 '암 3대 치료' 이외의 방법을 찾아내 널리 보급해야 한다고 생각했다. 그것이 내가 말기암치료를 시작한 동기이며 말기암치료와 마주설 때 목표였다.

림프관 안까지
들어가지 못하는
항암제

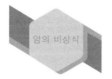

어떤 암이든 암 1기 상태에서 조기에 발견하면 80~90%가 낫는다. 암 1기 상태는 최초 암세포가 발생한 장소에 아직 머물고 있는 단계다. 이때 암조직과 주위 부분을 수술로 제거하거나 방사선으로 지지고 태워서 없애거나 내시경으로 보면서 정교하게 절제하는 수술로 비교적 쉽게 치료할 수 있다.

암 2기는 암세포가 원발병소(原發病巢, 암세포가 처음 발생한 장소)와 가까운 림프절에도 존재하는데, 이 단계에서도 정상적인 조직을 포함해서 약간 크게 수술하면 암세포를 제거할 수 있다. 또 이 단계에서는 커지기 시작한 암을 항암제로 두들겨서 작아지게 한 다음 수술로 제거하는 방법과 방사선으로 태워서 잘라내는 방법이 가능하다.

암 1기와 비교해 수술로 제거하는 부분이 약간 커지는 만큼 수술 후 생활의 질(Quality of Life, QOL)에 미치는 영향이 약간 커지는 것은 감수해야 한다. 그렇지만 치료법이 잘못되지만 않는다면 치유율이 절대로 낮지 않다.

그러나 암 3기가 되고 암세포가 원발병소와 가까운 림프절뿐만 아니라 먼 곳의 림프절까지 퍼지기 시작했다면 매우 번거롭게 된다. 멀리 떨어진 림프절까지는 수술로 제거할 수 없고, 방사선요법으로도 모든 부위를 대상으로 적용하기는 어렵다. 그렇기 때문에 선택할 수 있는 방법은 전신에 작용하는 항암제치료를 하는 것이다. 그렇다면 표준치료 중에서 할 수 있는 방법은 항암제를 사용하는 치료밖에 없다는 얘기다.

또 암 4기가 되면 암세포가 림프관을 통해 먼 장기나 골수까지 퍼져 있으므로 원칙적으로 수술요법도 방사선요법도 적용할 수 없다. 항암제치료가 행해지기는 하지만 '손쓸 방법이 없다'고 말하거나 '너무 늦게 발견되었다'는 상황이 된 것이다. 따라서 이와 같은 상황에서 암치료는 이른바 '낫게 하는 치료'에서 '통증을 제거 및 완화하는 의료', '마지막을 온화하게 맞이하게 하는 의료'로 바뀌게 된다. 결국 앞에서 말한 것처럼 암 3기, 4기가 되면 표준치료 중에서 할 수 있는 치료는 항암제 정도라는 것이다. 그렇기 때문에 백혈병이나 악성림프종 등 일부 항암제에서 효과가 나타날 수 있는 암을 제외하고는 항암제만으로 암을 낫게 하기는 어려운 것이 현실이다. 특히 내가 전문으로 하는 암 3기, 4기의 '진행암·말기암'은 경험상 항암제는 거의 효과가 없는 것 같다.

일본 국립암연구센터에서 운영하는 사이트 '암정보서비스'에 '화학요법(항암제치료를 말함)으로 치유가 가능한 암'으로 열거한 것은 다음과 같은 일곱 종류뿐이다.

항암제를 사용해서 치유가 가능한 암

● 소아의 급성림프성 백혈병

● 성인의 급성골수성백혈병과 급성림프성백혈병

● 악성림프종

● 정소(고환)종양

● 난소암

● 융모성 질환(태반 외측의 융모에 생기는 암)

● 소세포폐암

(일본 국립암연구센터 '암정보서비스'에서 발췌)

위에서 열거한 정보에서 '이러한 암은 치유가 가능'을 반대로 생각하면, 이것들 이외의 암은 '치유할 수 있다고 말할 수 없다'는 것이다. 경험에 비춰볼 때 '진행암·말기암'에 항암제는 효과가 없다고 했는데, 어째서 항암제가 효과를 발휘하기 어렵다고 했을까? 그 이유를 간략하게 설명해본다.

'진행된 암'은 대부분 암세포가 체내의 림프관을 통해서 전이되기 때문이다. 체내에 퍼진 암세포를 빠짐없이 제거하려면 림프관 안까지 항암제를 도달시켜야 한다. 그러나 안타깝게도 항암제는 림프관 안까지 들어가지 않는다.

현재 림프관 안으로 항암제가 들어가게 하는 방법은 두 가지다.

① 혈관을 통해서 항암제를 림프관 안으로 보내는 것

② 림프관 안에 직접 항암제를 주사하는 것

혈관 속 혈액의 성질은 물에 가까운 반면, 림프관 림프의 성질은 기름에 가깝다. 그런데 혈액과 림프액의 성질을 띤, 양쪽의 특성 (수용성과 지용성)에 공통으로 용해되는 항암제를 만드는 것은 현실적으로 매우 어려운 일이다. 항암제는 혈관 속에 들어가 혈액을 타고 전신을 순환하기 때문에 대부분 수용성이다. 따라서 '말기암'으로 문제되는 림프관의 림프액에는 녹지 않기 때문에 림프관 안에 잠복하고 있는 암세포에는 별로 효과를 기대할 수 없다.

그럼 직접 림프관에 주입하면 되지 않느냐고 할 수도 있다. 그러나 림프관은 혈관과 달리 매우 얇은 막 구조라서 의사도 만질 수 없다. 림프관 안에 주삿바늘을 확실하게 넣는 기술은 아무리 훈련해도 익힐 수 없을 것이다.

그렇다면 림프관 안으로 약이 도달하게 하는 방법은 전혀 없을까? '악성림프종'이라고 해서 림프관 안에서만 암세포가 생기는 병이 있다. 이 악성림프종에는 'CHOP* 요법'이라는 세 가지 항암제와 호르몬제를 조합한 치료법이 이미 확립되어 있으며, 아주 좋은 성적도 거두고 있다. '악성림프종'의 전례가 이미 개발되어 있으므로 림프관 안에까지 미치는 약을 개발할 수 없다는 것은 말이 안 될 것 같은데, 유감스럽지만 다른 항암제는 없다.

---

* CHOP는 비호지킨 림프종(non-Hodgkin lymphoma) 항암제 요법 중 하나다. CHOP는 쓰이는 네 가지 약물의 머리글자, 즉 사이클로포스파미드(Cyclophosphamide), 하이드록시도노루비신(hydroxydaunorubicin), 온코빈(Oncovin), 프레드니손(Prednisone)을 딴 것이다. – 옮긴이

암세포는 죽어도
'암줄기세포'는
살아남는다

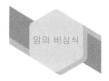

암의 비상식

항암제에는 또 하나 중대한 문제가 있다. 그것은 '암줄기세포'의 존재다. 지금까지는 모든 암세포가 무한증식을 되풀이한다고 생각했다. 그러나 암세포 중에는 새로운 암세포를 만들어낼 수 있는 '우두머리' 같은 존재가 있다는 사실이 밝혀졌다. 비유하면 '여왕벌(암줄기세포)'과 '일벌(일반 암세포)' 같은 관계다. 여왕벌이 일벌을 생산하고, 새로 생겨난 일벌은 일정 기간 분열을 되풀이하다가 어느 정도 시간이 지나면 분열을 멈춘다. 여왕벌은 다시 새로운 일벌을 낳고 그 일벌은 역시 분열을 되풀이하는 식으로 일벌이 점차 늘어간다는 말이다.

최근까지는 여왕벌은 생각도 못하고 일벌 한 마리가 스스로 복제하는 능력이 있어서 점점 암세포를 키워간다고 생각했기 때문에 일단 일벌을 공격하여 전멸시키려고 열심히 노력해왔다. 그러나 여왕벌이 있다는 사실은 이 여왕벌을 공격하지 않는 한 암세포의 분열과 증식을 멈추게 할 수 없다는 것을 의미한다.

이 '암줄기세포가설'은 현재 의견이 분분한데, 대부분 많은 연구자와 의사가 납득하여 수용하는 추세다. 즉, 가설이라고 하지만 가까운 시점에 정설이 될 유망한 가설이라는 말이다.

유감스럽게도 항암제는 이 암줄기세포에 효과를 발휘하지 못한다. 항암제를 투여하면 암세포는 잇달아 죽어가기 때문에 언뜻 암이 없어진 것처럼 보인다. 그러나 사실은 여왕벌인 암줄기세포는 살아 있다. 암줄기세포가 살아 있는 한 새로운 암세포를 만들어내기 때문에 암을 완전히 죽일 수 없다.

그렇다면 암줄기세포는 어떻게 항암제의 공격을 피해서 살아남을까? 그것은 '고형암(固形癌, '혈액의 암' 이외의 암)'의 경우 다른 암세포들이 방호벽을 만들어 지켜주기 때문이다. 고형암은 몸속의 장기나 조직에서 암세포가 모여 종괴(腫塊, 종양덩어리)를 형성하면서 생기는 암이다.

마치 일벌들이 여왕벌을 둘러싸는 것처럼 일반 암세포 조직이 방호벽을 만들어 항암제의 공격으로부터 고형암을 지켜준다. 따라서 여왕벌은 튼튼한 갑옷을 입고 있는 것과 마찬가지다. 그와 같은 이유로 강력한 항암제를 투여하더라도 일벌들만 죽고 갑옷 안에 있는 여왕벌에는 항암제가 미치지 못하는 것이다.

한편 백혈병이나 악성림프종 같은 혈액암의 경우, 흩어진 암세포가 우글우글 떠도는 상태라서 여왕벌이든 일벌이든 상관없이 공격을 받고 픽픽 죽어간다. 그렇기 때문에 혈액의 암에는 항암제가 효과가 있다.

일벌들이 목숨을 걸고 여왕벌을 지키는 고형암을 공격하려면 갑옷을 모두 제거하거나 어떻게 해서든 갑옷을 헤집고 들어가 공격하는 두 가지 유형을 생각할 수 있다. 그러나 갑옷이 되는 일벌들을 모두 제거하지 않으면 공격 효과가 깊숙한 속까지 미치지 않는다. 갑옷을 모두 제거한다는 것은 전멸시킬 수 있는 농도의 항암제를 체내에 투여한다는 뜻이다. 그렇지만 그와 같은 강력한 항암제를 투여하는 것은 불가능하다. 암세포가 전멸되기 전에 환자가 사망해버리기 때문이다. 따라서 어떻게든 일벌들의 방해를 피해 침입하면 되겠지만 현재 이 방법은 찾아내지 못하고 있다.

앞에서 항암제는 수용성이라서 기름에 가까운 성질을 가지는 림프액에는 녹지 않으므로 림프관 안에 남아 있는 암세포에는 효과가 없다고 언급했다. 그러나 수용성과 지용성 문제를 해결하는 항암제를 개발한다 하더라도, 암줄기세포까지 약효가 미치는지 아닌지를 모른다면 정말로 효과가 있을지 의문이 남는다.

또 항암제를 사용하면 반드시 약제에 대한 내성(耐性)이 환자 몸에 생긴다는 문제도 있다. 예를 들어 어떤 항생물질을 계속 사용하다보면 점차 효과가 떨어진다. 그것은 세균이 그 항생물질에 저항하는 힘을 획득해버리기 때문이다. 이와 같은 현상이 항암제에서도 일어난다.

내 클리닉에 오는 환자들 중 '처음에는 항암제 효과가 나타났는데 점차 전혀 효과가 없어서 어쩔 수 없게 됐다'는 말을 하는 사람을 자주 만난다. 그 이유는 바로 암세포가 항암제에 내성이 생겼기 때문이다. 암세포에 약제내성을 획득하는 능력이 있다는 것이 항암제로 암을 축소할 수 있다 하더라도 완치할 수 없는 이유의 하나다.

덧없는
항암제치료는
중단하라?

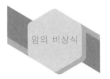

그다지 알려지지 않은 사실이지만, 2014년 5월 세계보건기구(WHO)가 '항암제치료는 중단하는 것이 적절함'이라는 취지의 글을 홈페이지에 게시했다. WHO위원회 화학요법심의회가 논의한 결과 '대부분 항암제가 고형암에는 무효'라는 결론을 내고, 그 내용을 정리한 보고서를 홈페이지에 올린 것이다.

WHO가 이와 같이 민감한 내용을 발표했으니 제약사와 의료계에 미치는 영향이 실로 엄청났다는 것은 어렵지 않게 상상할 수 있다. 그런데 왜 이 사실이 일반에 별로 알려지지 않았을까? 그 이유는 이 권고 보고서가 홈페이지에 게재된 시간은 한나절뿐이었기 때문이다. 홈페이지를 본 사람들은 이 해프닝을 WHO 내의 화학요법심의회가 독단으로 벌였을 거라고 추측했다.

그래도 WHO 홈페이지에 게재된 직후 전 세계 뉴스 사이트에서 톱뉴스로 소개되었다. 진상은 수수께끼로 남았지만 WHO까지 그와 같은 발표를 해도 이상하지 않은 상황이 되었다는 사실을 음미해볼 필요가 있다.

일본에서도 항암제에 대한 보도는 조금씩 바뀌고 있다. 국영방송 NHK는 불과 1년 전까지도 '분자표적의 항암제가 개발되어 암 치료는 비약적으로 진보하게 되었다'는 밝은 쪽 부분에만 스포트라이트를 비췄다. 그러나 얼마 전 '항암제로는 암줄기세포를 공격할 수 없다'는 실험 데이터를 소개하는 모습을 방송했다. 이는 결국 '항암제로는 암을 고칠 수 없다'는 사실을 간접적으로 밝힌 것이다. 이와 함께 다양한 의학지에서도 항암제로는 암을 고칠 수 없다는 기사를 많이 실었다.

그렇다고 해도 나는 항암제를 전면적으로 부정하면 안 된다고 생각한다. 모든 암에 항암제를 사용하면 안 된다는 이야기가 아니기 때문이다. 현실적으로 앞에서 설명한 바처럼 일본국립암연구센터에서는 백혈병이나 악성림프종 등의 암은 '항암제로 치유가 가능'하다고 분명하게 제시하고 있다.

안타깝게도 항암제가 듣는 타입의 암 환자까지 항암제치료를 거부하고 식이요법이나 서플리먼트(supplement*)로 고치려다가 사망했다는 이야기를 가끔 듣는다. 우리 클리닉에서도 그러한 환자를 종종 만난다. 최초 상담 중 항암제가 효과적이라고 판단되어 '항암제로 치료하는 것이 좋을 것 같은데요'라고 설득하는데도 끝내 거절하는 사람을 보기도 한다. 예를 들어 '백혈병', '아성림프종' 환자에게 항암제가 효과적인 이유를 설명해주어도 완고하게 거부하며 항암제를 받아들이지 않는다. 그런데 항암제를 무조건 거부하는 이와 같은 태도는 전문의사가 볼 때 매우 안타까운 일이다.

항암제는 효과가 없기 때문에 절대로 안 된다는 식의 0 아니면 100이라는 사고방식은 문제가 있다. 따라서 냉철하고 정확하게 암치료 정보를 파악하는 것이 중요하다.

---

* supplement: 건강 및 치료를 목적으로 사용되는 기능성 보조식품을 포함한 보충 제제를 가리킨다. 이 책에서도 현대의료의 암표준치료법 이외의 보완대체요법으로 말기암을 치료한 사례를 소개하고 있다. - 옮긴이

암은
방치하는 것이
가장 좋다?

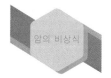

암의 비상식

최근 일본에서 100만 부가 넘게 팔려 베스트셀러가 된《의사에게 죽지 않기 위한 47가지 마음가짐》이나《암 방치요법의 권장》등으로 유명한 의사 콘도 마코토(近藤誠)가 쓴 책의 영향력이 큰 것 같다. 암 방치요법에 관한 책에서 '아무것도 하지 않는 것이 좋다'는 내용을 읽고 진짜 어떤 치료도 하지 않다가 사망한 환자들을 몇 명이나 보거나 얘기를 들었다.

콘도 씨 책에는 "암에는 전이능력이 있는 '진짜 암'과 전이능력이 없는 '유사암(類似癌)'이 있으며, 만약 진짜 암이라면 발견한 시점에 이미 다른 장기에 전이하고 있기 때문에 치료하더라도 고칠 수 없다. 또 유사암은 방치하더라도 죽지 않으니 치료할 필요가 없다"라고 기술되어 있다.

콘도 씨 설명대로라면 결국 '진짜 암'도 '유사암'도 치료는 의미가 없다는 말이 된다. 그러니 암이라고 진단받으면 그대로 방치하는 것이 가장 좋다는 얘기다. 그것이 콘도 씨가 제창한 '암 방치요법'이다.

그럼 암 환자가 사망하면 '그것은 진짜 암이었기 때문에 처음부터 살아날 가망은 없었으니 이제 포기하라'고 말할 수 있다는 것인가?

진짜 암에 걸리더라도 아무도 포기하지 않을 것이다. 수술로 암을 제거해서 낫는 사람은 얼마든지 있기 때문이다. '암 방치요법'에서 콘도 씨 논리대로라면, 수술 등의 표준치료를 적용해서 암이 낫게 된 경우 '아마 진짜 암이 아니었던 모양이다. 오진이었을 지도…'라는 식의 말이 된다는 것인가?

나는 콘도 씨가 제창한 '암 방치요법'에 대해 '암의 3대 치료가 절대적이 아님'을 강하게 강조하고자 하는 신념을 세상에 알리려고 한 것이 아닐까 생각한다. 즉 수술, 항암제, 방사선치료 이외에도 치료법은 있고, 다른 선택지를 생각할 필요가 있을지도 모른다고 환자들을 일깨웠다는 점에서 의미가 있다고 생각하고 싶다는 말이다. 다만 '표준치료를 그만두는 것은 좋지만 그렇다면 무엇을 어떻게 하면 좋을까?'라는 당연한 질문에 '아무것도 하지 않고 그저 방치만 하는 것'이라고 한다면, 오로지 죽음을 기다리라는 말과 같다.

여러 가지 선택지가 있기 때문에 환자도 생각해야 한다고 깨닫게 해준 점은 의의가 있지만, 길게 본다면 콘도 씨 책이 베스트셀러가 되기 이전이나 이후에 과연 암의 치료성적에 변화가 있을지 의문이다.

'매뉴얼에 따른 치료'의 문제점

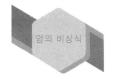

'암의 표준치료', '암치료 가이드라인(guideline, 암치료 지침)에 따른 치료'라는 말을 들으면 언뜻 아주 바람직하다는 느낌이 든다. 그렇지만 암의 3대 치료는 결코 절대적인 것이 아니다. 물론 표준치료나 가이드라인의 내용을 알아두는 것은 필요하다. 그러나 환자에 따라 개인 차이가 많기 때문에 어떻게 조절하느냐보다는 개개 환자의 상태에 따른 좋은 치료방법을 선택하느냐가 중요하다는 점을 알리고 싶다.

세상에는 3대 치료 이외의 치료법이 얼마든지 있다. 그렇기 때문에 어느 것이 효과가 있고 어느 것이 효과가 없는지 알기 어려울 정도다. 그렇기 때문에 대부분 병원에서는 이미 '좋을 것이다'라고 알려져 있는 표준치료(3대 치료의 조합)밖에 하지 않는다. 특히 대학병원처럼 큰 병원일수록 기본적으로는 매뉴얼 진료가 우선이므로 대부분 가이드라인의 영역에서 벗어나지 않는다. 이와 같은 행태의 배경에는 의사 자신이나 병원 측이 결과에 책임을 지고 싶지 않다는 의미도 깔려 있다.

치료 결과가 어떤 결말을 맺게 되더라도 가이드라인에 따른 치료를 한다면 의사가 비난받게 될 일은 없다. '가이드라인대로 치료했는데 왜 내가 비난받아야 하는가?'라며 책임에서 벗어날 수 있다는 말이다. 반대로 의사가 표준치료에서 벗어난 방법을 적용한 결과 환자가 좋지 않은 상태가 되었다면 어떻게 될까? 당연히 '당신 책임이야!'라고 책임추궁을 받게 될 것이다. 그것은 분명한 사실이다. 그러므로 그와 같은 책임추궁을 피하고 싶은 의사 마음도 이해할 수는 있다. 더구나 사람 목숨이 걸려 있기 때문에 상품 거래처럼 "망가졌으니 교환해드릴까요?"라고 말할 수도 없다.

이 책의 3~4장에서 자세하게 소개하겠지만, 나는 암치료의 3대 요법 이외의 다른 치료법들을 조합해서 진료한다. 나는 매뉴얼 진료가 아닌 치료법을 사용해서 표준치료의 3대 요법에서는 치유율(治癒率)이 매우 낮은 말기암 환자를 치료한다. 이것들은 실제로 다양한 치료법을 끊임없이 시도해보고 시행착오를 겪어오는 과정에서 '이것이라면 추천할 수 있다'고 확신한 치료법들이다.

그런데 유감스럽게도 암 환자가 사망하면 친척에게서 "거짓말쟁이. 고친다고 했잖아"라고 추궁당하는 경우도 있다. 이는 매우 고통스러운 일이다. 진정으로 죄송하게 생각한다. 의사로서 최선을 다한 결과가 그렇게 나타난 이상 내 힘이 미치지 못했다는 사실을 아프게 인정한다. 그렇지만 뒤에서 손가락질받을 것 같은 짓은 절대로 하지 않는다는 자부심은 있다. 이와 같은 마음가짐이 있기에 의사로서 진료를 계속할 수 있다.

다시금 표준치료 쪽으로 이야기를 돌리면, 매뉴얼에 의지해 책임지고 싶지 않다는 경향은 의사에게만 한정되는 것은 아니다. 일반 기업에서도 매뉴얼 시스템으로 진행하다보니 매뉴얼에 있는 것밖에 하지 않게 되었다는 이야기를 들은 적이 있다.

치료결과가 좋은 '조기암'은 매뉴얼 치료 자체로도 효과가 좋다. 그러나 치유율이 낮은 '말기암'에 대해서는 매뉴얼 이외의 방법을 생각해야 한다. 적어도 지금의 매뉴얼은 맞지 않는다는 얘기다. '암 3대 치료가 절대가 아니다'라고 세상에 역설적으로 호소한 콘도 씨의 등장은 환자들이 그 사실을 생각할 수 있게 하는 좋은 계기가 되었다고 본다.

병원에서는
왜 수술을
먼저 권할까

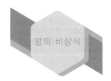

암의 비상식

암의 표준치료라고 하면 수술, 항암제치료, 방사선치료다. 그리고 조기암의 경우, 대체로 먼저 수술을 권한다. 특히 일본은 다른 나라와 비교할 때 수술이 제1선택지라고 생각하는 경우가 많다.

일본의 의사들이 먼저 수술을 권하게 된 데는 암치료가 위암을 기초로 했다는 배경이 있다.

현재 암에 걸리는 환자 수는, 남성에게 가장 많은 것은 위암이고 여성에게 가장 많은 것은 유방암이다. 그런데 이전에는 남성과 여성에게 압도적으로 많았던 것이 위암이었다. 게다가 위암에는 수술이 매우 유효했기 때문에 '암치료는 수술'이라는 구도가 완성되였다는 것이다. 그렇기 때문에 지금도 암치료에는 수술부터 권하고 싶어 하는 병원이나 의사가 많다는 말이다.

다른 나라에서는 수술이 아니라 방사선치료를 제1선택지로 하는 암도 꽤 많다.

● 방사선치료만

● 방사선치료＋수술

● 방사선치료＋항암제＋수술

이와 같은 선택지가 있고, 이것들의 치료성적으로 비교했더니 '방사선치료만'으로도 치료성적에 거의 차이가 없었다. 또는 약간 성적은 낮지만 부작용이 아주 적기 때문에 제1선택지로 방사선치료가 인정받는 암이 몇 가지나 있다.

자료를 얻는 방법이 자의적(恣意的)인 것은 아닌지, 다른 나라 자료가 일본인에게도 통용되는지 하는 우려는 있다. 그러나 '암치료는 수술'이라고 단언할 수 없다는 사실을 알아두어도 손해 볼 일은 없을 것이다.

일본에서 암치료에 수술이 많고 방사선치료가 적은 배경에는 의사들 간의 암묵적 계급화(hierarchize)도 관계할 것이다. 그 근거는 일본에서는 내과, 외과와 비교해서 방사선과 의사에 대한 평가가 낮다는 점이다. 그래서 방사선과 의사가 되고 싶다는 사람도 적다. 그 결과, 일본에서는 방사선과 의사가 암 환자의 주치의가 되는 일조차 없다.

　이러한 암묵적 신분제도가 암의 전이나 재발한 암치료에 관해 복수(複數)의 진료과 의사들이 연계하면서 치료할 경우 치료가 순조롭게 진행되지 못하게 하는 원인이 되는 일도 있다.

조기암과
진행암은
치료방법이 달라야 한다

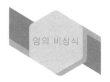

나는 암 3기나 암 4기의 진행암이나 말기암이라고 진단받은 환자의 치료를 전문으로 한다. 반복해 말하지만 이러한 암 환자를 대상으로 하는 이유는 조기암과 말기암치료는 표준치료에서 치료성적이 크게 다르기 때문이다. 내 클리닉에 오는 환자들은 대개 표준치료로는 치료성적이 낮은 암 환자 또는 '이제 치료법이 없다'고 선고받은 환자들이다.

암 1기나 암 2기라면 보험진료 범위 내에서 적용할 수 있으므로 괜찮을 것이다. 그래서 나는 조기암 환자가 상담하려고 오면 "병원의 주치의가 제안하는 방법으로 치료해도 좋다고 생각해요. 비보험진료로 돈을 들이면서까지 치료할 필요는 없다고 생각합니다"라고 솔직하게 조언한다.

예를 들어 일본인에게 가장 많은 네 가지 암(위암, 대장암, 폐암, 유방암)에 관해서 조기암 단계에서 발견된 경우 치유율을 살펴보자.

● 위암 ------------- 96.0%

● 대장암(결장암) ----- 97.3%

  대장암(직장암) ----- 95.0%

● 폐암 ------------- 77.2%

● 유방암 ----------- 98.2%

(일본 국립암연구센터 '암의 통계 2013'에서)

상위 네 가지 암 중 폐암 이외에는 치유율이 90%를 넘는다. 그렇다면 왜 폐암만 치유율이 저조할까? 그 이유는 폐암은 조기에 발견하기 어렵기 때문이다. 폐에는 혈관이나 림프관의 그림자가 많이 집중되므로 암의 음영이 간과되기 쉽다. 예를 들어 폐암 검진으로 친밀한 X선으로는 폐암을 조기에 발견하기 어려운 것이 현실이다.

또 혈관이나 림프관이 밀집한다는 것은 그만큼 전이하기 쉬운 환경이라는 얘기다. 발견하기 어렵고 전이하기 쉬운 특징을 공통으로 갖고 있는 폐암은 조기에 발견되었다 해도 실제로는 이미 작은 암세포가 전이되어 있는 경우가 많다.

조기암으로 한정하더라도 폐암이 다른 암과 비교해서 치유율이 낮은 것은 조기암이라고 진단된 것 중 실제로는 조기암이 아니라 이미 전이된 경우가 포함되어 있기 때문이라고 생각한다.

어쨌든 암 1기라면 대부분의 암에서 90% 이상 치유율을 기대할 수 있다. 암 2기에서는 약간 성적이 내려가지만 그래도 5년 생존율은 70~80%다.

그러므로 70~90% 치유를 전망할 수 있다면, 보험 진료로 경제적 부담도 적은 쪽을 선택하는 것이 이치에 맞는다. 치료해서 ADL(Activities of Daily Living, 일상생활 동작)이 극단적으로 나빠진다면 이야기는 다르지만, 일단 암 1기, 2기의 조기암이라면 아직 암세포는 퍼지지 않았으므로 수술로 장기를 크게 제거하지는 않는다.

만약 암을 진단받았다면 담당의사에게 세컨드오피니언(second opinion*)을 요청하는 것이 중요하다. 담당의사에게서 수술을 제안받았지만 수술 방법이 납득이 안 되거나 방사선치료를 우선해야 할지 수술 전에 항암제치료를 해야 할지 판단하기 어렵다면 주치의에게 소개장을 부탁해서 세컨드오피니언을 요청하는 것이다.

이를 어려워하는 환자도 있지만, 지금은 암치료 전에 다른 의사의 의견을 듣는 것이 당연한 시대라는 사실을 인식해두기 바란다. 만약 주치의가 세컨드오피니언을 듣기 위한 소개장을 써주기 싫어한다면, 그를 당신 목숨을 맡길 만한 의사라고 추천하기는 어렵다. 이에 한정하지 않고 제3의 의견(third opinion)을 요청해도 좋다. 그만큼 암은 고민할 시간이 필요한 질병이다.

한편 암 3기, 4기라고 진단받은 경우에는 좀 더 신중하게 치료법을 생각해야 한다. 덧붙여 말한다면 '3대 치료에만 의지해서는 곤란'하므로 다음 장에서 소개하는 것과 같은 치료법도 검토하기를 바란다.

앞에서 조기암의 치유율을 소개했던 네 가지 암에 대해 암 3기, 4기의 성적은 어떤지 살펴보자.

---

* 세컨드오피니언(second opinion)이란 환자가 검사나 치료를 받는데 주치의 이외의 다른 의사에게 진단 및 치료에 관한 의견을 청해 듣는 것이다. 주치의에게 모든 것을 맡기는 종래의 의사 – 환자 관계에서 벗어나 여러 전문가의 의견을 들어 좀 더 타당한 치료법을 환자 자신이 선택해 결정하도록 하는 방식이다. – 옮긴이

● 위암 ------ 암 3기의 치유율 44.6%, 암 4기의 치유율 7.5%

● 대장암 ----- 암 3기의 치유율 76.1%, 암 4기의 치유율 15.0%

● 폐암 ------ 암 3기의 치유율 21.4%, 암 4기의 치유율 4.9%

● 유방암 ----- 암 3기의 치유율 74.8%, 암 4기의 치유율 35.0%

(일본암센터협의회 '전암협가맹시설의 생존율 협동조사'(2001~2003년 모든 증례)에서)

보다시피 조기암의 성적과 비교하면 암 3기에서는 치유율이 갑자기 뚝 떨어진다. 특히, 말기암이라고 하는 암 4기가 되면 10% 이하가 되는 암도 보인다. 이것들은 수술, 항암제, 방사선치료라는 표준치료 범위 내에서 실행했던 치료의 결과다.

그래서 말기암에 대해서는 치료방법을 바꿔야 한다. 말기인 암 4기뿐만 아니라 암 3기까지 포함한 것은 암 3기라도 표준의료의 3대 치료에서는 치유 성적이 낮기 때문이다. 게다가 암 3기와 암 4기의 감별진단이 모니터의 화상진단으로는 어렵다는 것도 또 하나 이유다.

즉 암세포가 떨어져나와 림프절에 존재하는 것뿐인지 아니면 다른 장기에도 존재하는지 감별하기가 어렵다. 암 3기라고 진단되어 수술하기 위해 열어보았더니 이미 다른 장기에도 전이된 암 4기였다는 사례는 실제로 많다.

우리 클리닉센터에서는 '면역요법', '유전자치료', '온열요법' 세 가지 요법과 전신의 몸 상태를 개선하기 위한 '서플리먼트요법' 네 가지를 융합하여 암치료를 실행한다. 우리 클리닉에서 실행하는 치료법들은 3장 이후에서 상세하게 설명한다.

본론으로 들어가기 전에 암치료는 정보전(情報戰)이기도 하므로, 원래 암이 어떤 병인지 확실히 파악해둘 필요가 있다. 암에 관해 제대로 알아두는 것은 치료법을 선택할 때도, 주치의와 상담할 때도 반드시 필요한 것이라는 점을 꼭 기억하기 바란다.

2장

반드시
알아두어야 할
암의 실체

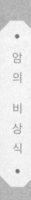

암의 비상식

악성종양과
양성종양의 차이

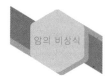

암의 비상식

악성종양 또는 악성신생물은 둘 다 '암'의 별명이다. 종양은 세포가 제멋대로 이상증식하여 덩어리가 된 것이다. 종양은 악성(惡性)과 양성(良性)으로 분류한다. 종종 검사결과 양성이라는 말을 듣는데, 양성이라면 발생한 장소에서 머물며 커지기만 하는 종양이므로 신체의 몇몇 부위를 제외한다면 방치하더라도 문제가 없다.

한편 악성은 종양이 주위 조직을 뚫고 들어가 퍼뜨리거나(침윤(浸閏)), 떨어져 있는 다른 장기까지 이동해 가서 옮기기도(전이(轉移)) 한다. 즉 침윤이나 전이 여부에 따라 양성 또는 악성으로 분류하는데 침윤이나 전이를 하는 종양을 악성종양, 즉 암이라고 한다.

악성신생물은 생체에서 작동하는 통제에 따르지 않고 무한증식을 하며, 태어나서 자란 장기나 조직(원발병소)에서 떨어져나와 제멋대로 먼 곳에 있는 장기까지 옮기는 특성이 있다. 이러한 악성신생물은 마치 자기 의지를 가지고 있으며 외계에서 들어온 생물처럼 생각되기도 한다. 즉, 암은 환자 몸속에서 발생하기 때문에 자신의 일부이기도 하고, 통제 불능이라는 의미에서 생각하면 '이물질'이기도 하다.

조기발견과
조기치료의
참된 의미

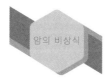

암세포가 몸의 어딘가에 생겨서 1cm 크기의 암 덩어리가 되기까지 시간이 얼마나 걸릴까? 암세포는 하나가 2개, 2개가 4개, 4개가 8개 하는 식으로 시간이 흐르면서 점차 세포분열을 계속한다. 1cm 크기의 암에는 암세포가 약 10억 개 모여 있다.

암이 이 정도 크기까지 성장하는 데 걸리는 시간은 부위에 따라 다르지만 빠르면 5년, 늦으면 20년이다. 그래서 젊었을 때 암이 발생하는 일은 그다지 없다. 암에 걸리는 사람이 50대 무렵부터 증가하는 이유는 암세포가 생기고 난 다음 검사에서 암이 발견될 수 있는 크기가 될 때까지 시간이 걸리기 때문이다.

그렇다면 1cm 크기의 암이 두 배인 2cm, 그 배인 4cm로 성장하는 데는 시간이 얼마나 걸릴까? 이때는 시간이 그다지 많이 걸리지 않는다. 암의 종류에 따라서 다르지만 불과 몇 개월이다. 암 조직은 기하급수적으로 증식하기 때문에 세포수가 많다면 그 배가 되기까지는 시간이 많이 걸리지 않는다는 것이다.

　　게다가 1cm에서 2cm 크기로 배가 되었다는 것은 그 덩어리를 구성하는 암세포의 수가 더욱 증가하고 있다는 의미다. 가로, 세로, 높이가 각기 2배가 되었다고 하면 실제로는 8배가 된 것이다. 다만 실제로는 사각 형상이 아니라 공 모양으로 증가해가기 때문에 그 숫자가 조금은 적어진다. 그래도 암세포가 1cm 정도로 이미 10억 개 모여 있는 것이 2cm가 되면 엄청나게 많은 숫자가 된다는 것은 쉽게 예상할 수 있다.

　　이런 상황이 되면 속수무책에 가깝다. 어떤 암치료 방법도 암세포가 증식하는 속도를 이기지 못한다면 암이 낫게 될 전망은 없다. 그래서 조기발견과 조기치료가 중요하다는 얘기이며, 방치해두어서는 안 된다는 것이다.

암은
왜 생길까

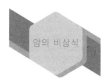

암이 1cm 크기가 될 때까지는 제법 시간이 걸린다. 그렇지만 1cm 크기 암이 2cm로 자라는 데는 시간이 많이 걸리지 않는다는 사실을 알게 되었을 것이다. 그렇다면 다음에 궁금한 것은 '애당초 암은 어떻게 생겨났을까?' 하는 것일 듯싶다.

사실 건강한 사람의 몸속에서도 '암세포의 근원'이 매일 3,000~5,000개 만들어진다. 좀 더 자세하게 말하면, 우리 몸을 구성하는 세포 약 60조 개는 매일매일 세포분열을 되풀이한다. 그러나 자외선이나 방사선, 화학물질, 바이러스, 스트레스, 활성산소 등 다양한 '발암인자' 때문에 세포의 유전자가 손상을 입게 되면, 세포분열 시 유전자복제의 실수(copy miss)를 하게 된다. 그 결과 매일 3,000~5,000개 발암유전자가 작동하는 세포가 만들어지는 것이다.

이 발암유전자가 세포를 증식하게 하는 '가속장치(accelerator)' 역할을 한다. 이 가속장치가 불필요하게 작동하는(switch on) 상태로 되었기 때문에 세포분열 시 복제실수로 이상세포가 만들어지는 것이다. 다만 이 단계에서는 아직 암세포가 아니어서 '이형성(異形成)'이라고 하는 상태다. 즉 정상적인 세포에서 변이(變異)한 것으로, 모양이 정상이 아닌 세포를 말한다.

이 이형성세포는 '계속 증식'하는 가속장치(발암유전자)가 작동된 상태이므로 이형성세포 상태로 분열하여 증식하려고 한다. 그러나 체내에는 '브레이크' 역할을 하는 유전자도 확실히 갖춰져 있다. 암세포 분열을 멈추게 하는 '암억제유전자'가 "너는 정상세포가 아니므로 분열하면 안 돼!"라고 명령해서 세포분열을 멈추게 하고, 발암유전자를 정상적인 유전자로 만들어준다.

그래서 이형성세포 단계라면 아직 원래 상태로 돌아갈 수 있다. 반드시 암세포가 된다고 정해지는 것이 아니므로 식사나 생활습관의 변화 등 어떠한 원인으로 정상세포로 돌아가는 경우가 종종 있다.

덧붙여서 말하면, 때로는 조기암이 발견되었다 하더라도 자연적으로 축소되어 사라지는 경우가 있다. 이것은 이형성세포가 원래 상태로 돌아가는 것과 마찬가지 작용이 몸 안에서 일어날 가능성을 충분히 생각할 수 있다.

그러나 유감스럽게도 브레이크 역할을 하는 암억제유전자의 작용을 방해하거나 이형성세포 분열을 응원하는 '발암촉진인자'도 많이 있다. 예를 들어 혈액이나 체액에 존재하는 활성산소, 과산화물질, 화학물질, 유해독소 등이 대표적인 것들이다. 이러한 발암촉진인자 때문에 암억제유전자의 작용이 방해를 받게 되면 브레이크가 파괴된 상태로 되어버린다. 그렇게 해서 이형성세포는 암억제유전자를 회피하고 분열을 되풀이하며 증식한다. 여기까지 오면 이제 완전한 암세포가 만들어지게 된다. 유전자정보가 무한 증식하는 기능을 거의 갖춘 수준으로 변이되어 있다는 것이다.

그런데 체내에는 암세포를 단속하는 '경찰조직'과 같은 시스템이 있다. 그것이 바로 '면역세포' 집단이다. 암세포를 발견하면 이물질로 알아채고 먹어 치우는 '대식세포(macrophage)', 이상세포를 찾아내 공격을 가하는 '공격형 T세포', 체내를 순찰하다가 이상세포를 발견하면 죽이는 'NK세포(Natural killer)' 등이다. 면역세포 집단은 마치 경찰조직과 유사한데, 강력한 경찰관들이 암세포를 공격해서 하나도 남김없이 퇴치해준다.

이렇게 매일 새로 만들어지는 이형성세포와 전쟁에서 5000승 0 패가 어느 순간 무너져버리는 경우가 있다. 이형성세포 중에서 단 1개라도 경찰조직(면역시스템)을 속여서 '불법개조차'로 들키지 않는 모양을 갖추는 데 성공한다면 결국 암세포가 생겨나게 된다. 한 번 속이는 것에 성공하면 몸속에서 대폭 법을 개정하지 않는 한 기본적으로 두 번 다시 면역세포에 퇴치되는 일은 없게 된다. 왜냐하면 경찰은 이 불법개조차를 불법이라고 생각하지 않기 때문이다.

그렇게 해서 경찰조직의 검문을 운 좋게 빠져나온 암세포는 느긋하게 서서히 성장해간다. 그 이후부터는 앞에서 설명한 대로다.

암의 전이 형태
네 가지

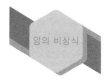

증식해서 커진 암은 언젠가는 원발병소를 떠나 몸속의 다른 장기나 조직으로 이동한다. 암이라는 질병이 두려운 까닭은 무한정 증식하고 다른 장소로 옮기는 전이능력이 있기 때문이다.

전이한 암세포는 원발병소에서 생긴 암세포와 똑같은 특성을 가지고 있다. 예를 들어 유방암이 폐에 전이되었다고 해보자. 전이한 곳에서 생긴 암세포는 폐암세포가 아니라 유방암세포다. 그래서 전이가 되어 폐에 생긴다고 해도 진행이 빠른 폐암세포가 아니라 비교적 완만한 유방암세포와 같은 특징을 가지게 된다.

그렇다면 암세포는 어떻게 전이해갈까? 전이라는 현상에는 크게 네 가지 패턴이 있다.

① 혈행성전이(血行性轉移)

원발병소에 있던 암세포가 혈액을 타고 흐르다가 몸의 다른 장소로 옮기는 것이 혈행성전이다. 이 경우에는 항암제가 잘 듣는다. 항암제는 대부분 수용성이라서 혈액 속으로 이동하는 암에는 제법 효과가 있다. 백혈병 같은 혈액암에 대해 항암제가 효과적인 것도 똑같은 이유다.

② 림프행성전이(lymph行性轉移)

원발소에 있던 암세포가 주위 림프관에 들어가 림프의 흐름을 타고 이동하여 가까운 림프절에서 먼 림프절까지 퍼져가는 것이 림프행성전이다. 사실 번거로운 전이의 실태는 대부분 이 림프행성전이라고 생각하면 된다.

원래 림프관 안은 면역계의 아지트이므로 이물질이 들어오면 바로 퇴치해버린다. 그러나 최근 연구에서 암이 전이할 때 면역세포의 사령탑인 '수상세포'나 공격수 역할을 하는 '공격형 T세포'의 작용이 저하되어 있다는 사실이 알려졌다. 또 대부분이 수용성인 항암제가 거의 기름성분으로 채워져 있는 림프관에 들어가기 어렵다는 것은 앞에서 설명했다.

③ 파종성전이(播種性轉移)

씨앗을 뿌리는 것처럼 암세포가 흩뿌려져 전이되는 것이다. 사람의 몸속에는 '흉강(胸腔, 폐가 있는 곳)'과 '복강(腹腔, 소화기나 간장이 있는 곳)' 같은 빈 공간인 체강이 있다. 이러한 체강과 인접하는 장기에서 생긴 암이 증식해 체강 내에 들어와 씨앗을 뿌리는 것처럼 퍼뜨리는 것이 파종성전이다.

이것은 별로 많지는 않지만 위암이나 폐암 등에서는 흔하게 볼 수 있다. 위암의 경우 커진 암세포가 위벽을 뚫고 퍼져가는 '복막파종', 폐암의 경우 흉막을 뚫고 흉막 표면에 암세포가 흩어지는 '흉막파종'이 있다.

④ 침윤(浸潤)

보통 '침윤'과 '전이'는 다른 것으로 다루는데, 원발병소로부터 인접한 장기를 뚫고 들어가는 '침윤'도 전이의 하나라고 할 수 있다. 침윤은 ①~③의 전이와 달리 전신에 확산되는 무서움은 그다지 없지만 중요한 장기에 인접해 있으면 큰일날 수 있다. 예를 들어 췌장에서 가까운 십이지장이나 담낭, 간장 등에 침윤이 일어나면 매우 심각한 증상을 초래한다.

왜 암은
재발할까

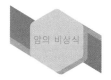

암의 치료성적에 관해서는 일반적으로 '5년 생존율'을 기준으로 정하고 있다. 5년 생존율이란 암치료 개시부터 5년 후에도 생존하는 비율을 말한다. 그렇다면 '5년밖에 살 수 없는가?'라고 생각할 수도 있지만 그런 것이 아니라 '치유'와 거의 같은 뜻으로 사용한다. 암이 발견되어 치료(대부분 수술)받고 나서 5년 동안 재발하지 않았다는 것은 암이 나았다는 것과 마찬가지기 때문이다. 암은 대부분 3~5년 이내에 재발한다. 다만 유방암은 기간이 조금 더 길어서 10~20년 안에 재발하지 않는 것이 치유의 목표다.

그런데 암은 왜 재발할까? 암이 재발하기 쉬운 이유는 암이 발생하는 메커니즘과 관계되어 있다. 우선 암인 유전자의 상해(傷害)는 자외선이나 화학물질, 바이러스, 스트레스, 활성산소 등으로 발생한다고 앞에서 말하였다. 즉 환자 본인의 생활습관에 원인이 있다. 그러나 그 환자의 생활습관 중에서 무엇이 암을 일으키는 큰 원인인지는 확실하지 않다. 여러 가지 요인이 겹쳐서 일어나는 것도 많을 것이다.

게다가 생활 속에서 피할 수 없는 것이 많으며, 암을 발생시키는 나쁜 생활습관을 완전히 제거하기도 어렵다. 생활습관을 약간 바꾼다 해도 암에 걸리기 전 생활과 완전히 다른 생활을 하기는 어렵다는 뜻이다. 그렇다면 재발할 가능성도 역시 남는다.

또 암이라는 질병은 암세포가 눈으로 볼 수 없는 마이크로 (micro) 단위로 온몸에 존재할 수 있는 전신병(全身病)이다. 암이 발병했다는 것은 10년도 넘는 세월 동안 몸속에서 암세포를 길렀다는 뜻이다. 가령, 암 덩어리를 수술로 제거한다 해도 몸속 어딘가에 눈으로는 볼 수 없는 작은 암세포가 남아 있을 개연성은 매우 크다.

그렇기 때문에 암은 재발하기 쉬운데, 재발한 암치료는 최초 치료보다 어려운 경우가 많다. 수술이나 방사선치료, 항암제치료를 견뎌내고 살아남은 적은 수의 암세포가 다시 분열·증식을 되풀이하면서 세력을 만회했기 때문이다.

암세포 처지에서 보면 최초 치료에서 당했던 경험으로 내성(耐性)을 획득했기 때문에 보통 방법으로는 잡히지 않는다. 이번에는 그렇게 쉽사리 죽어주지 않는다는 뜻이다. 이와 같은 이유에서 암 재발이 두렵다고 얘기하는 것이다.

그래서 수술로 암을 제거했다고 해서 '나았다'고 안심하지 말고 암세포가 증식되지 않도록 체질은 물론 생활을 개선하려고 노력하는 것이 중요하다. 그리고 재발을 방지하려고 체질과 생활습관을 개선했는지 판단하는 기준이 약 5년이라는 것이다.

발견하기 쉬운 암,
발견하기 어려운 암

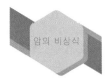

앞에서 암의 전이를 설명할 때 전이한 암세포는 원발병소에서 생긴 암세포와 같은 특징을 가지고 있다고 했다. 즉 암이 어느 장기에 발생하느냐에 따라 암세포 각각의 특성이 정해진다는 것이다. 왜냐하면 암세포로 바뀌기 이전의 정상세포 단계에서 세포는 각기 성질이 다르기 때문이다.

예를 들어 위 점막의 세포와 간장의 세포, 뼈의 세포는 각각 세포의 수명이 크게 다르다. 위 점막의 세포는 수명이 2, 3일이지만 간장세포는 5개월 정도, 골세포는 10년이나 되기도 한다. 원래 동일한 하나의 수정란에서 시작했는데 인체를 형성하는 단계에서

각 세포로 점차 분화하고, 어떤 장기의 세포가 되었을 때는 수명도 작용도 완전히 다른 세포가 된다.

암세포도 이렇게 크게 다른 세포가 변이해서 이루어졌기 때문에 다른 성질을 띠는 것은 당연하다. 암세포가 되기 전의 성질, 예를 들어 세포의 수명이라든가 필요한 단백질을 만들어내는 속도 또는 자극에 대한 내성 등은 다양한 요소에 따라 완전히 다르다.

이 때문에 항암제가 잘 듣는 암이 있는가 하면 효과를 발휘하기 어려운 암도 있고, 분열이나 증식이 빠른 암이 있는가 하면 늦은 암도 있다. 낫기 쉬운 암, 낫기 어려운 암이라는 차이도 있다.

참고로 1기의 조기암부터 4기의 말기암까지 모든 병기(病期)를 포함한 부위별 암의 치유율은 다음 표와 같다.

암 종류별 5년 상대 생존율(단위: %)

병명	남성	여성
위암	64.2	61.5
대장암	70.3	67.9
유방암	-	89.1
전립선암	93.8	-
폐암	25.0	41.0
간장암	28.7	26.2
췌장암	7.1	6.9
악성림프종	54.9	63.1
자궁암	-	75.0
담낭·담관암	22.5	19.9

신·요로암	66.9	63.3
식도암	32.3	41.3
방광암	76.5	64.4
피부암	88.8	93.0
구강·인두암	51.7	60.2
갑상선암	87.0	93.7
백혈병	35.4	39.8
난소암	-	55.0

(지역 암 등록에 따른 암 생존율 데이터(2003·2005년 진단 예)에서 발췌)

전립선암, 갑상선암, 피부암같이 조기암-말기암까지 모든 병기의 암 평균이더라도 치유율이 90% 이상인 것도 있는가 하면 췌장암처럼 한 자릿수대인 것도 있다.

어떤 것이 치유율이 높은지 경향성을 생각하면 5mm~1cm의 작은 종양이 생겼을 때 알아차리기 쉬운 장소, 즉 체표 쪽으로 가까운 부위에 있어서 눈에 띄기 쉽거나 이물질이 생겼다는 것을 느끼기 쉬운 민감한 장소에 생긴 암은 비교적 치유율도 높게 나타난다.

예를 들어 갑상선암은 목 부분에 생기기 때문에 응어리나 융기된 것이 생기면 알아차리기 쉽다. 주변 사람들이 말해주어 알게 되는 경우도 있다. 피부암도 이와 마찬가지다.

반대로 몸의 깊숙한 곳에 있는 장기에 생기는 암은 조기발견이 어려운 만큼 치유율도 낮다. 췌장암 치유율이 낮은 이유도 바로 이것 때문이다. 췌장 위치는 위장 뒷면에 감추어져 있으므로 조기 발견·진단이 어려우며 발견했을 때는 이미 상당히 진행된 경우가 많다.

암의 종류

- 상피성암·비상피성암, 분화암·미분화암

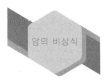

암이 발생하는 장기에 따른 차이 이외에 다음과 같은 분류도 있다.

● 상피성암(上皮性癌)과 비상피성암(非上皮性癌)

● 분화암(分化癌)과 미분화암(未分化癌)

● 상피성암과 비상피성암

상피성인지 비상피성인지에 대한 진단은 암이 생기는 장소에 따라 분류한다. 암은 보통 장기의 표면(상피)에 생긴다. 이것이 상피성암이다. 또 상피에 생긴 암 중에서도 분비기능에 관여하는 '선조직(腺組織)'이 있는지에 따라 분류한다. 위·대장·간장·췌장 등에서 발생한 암을 '선암(腺癌)'이라고 한다. 선암은 암세포를 혈액을 타고 다니며 퍼뜨리기 때문에 침윤하거나 전이하기 쉽다는 특징이 있다.

한편 장기 표면 이외에 생기는 암을 '비상피성암'이라고 한다. 뼈나 연골, 지방조직 등의 암(이것을 '육종'이라고 함)이나 백혈병 등 혈액의 암이 여기에 포함된다. 일반적으로 상피성암에 비해 비상피성암은 젊은이들에게 발병하기 쉽고, 암세포의 분열이 빠른 것도 특징이다. 게다가 비상피성암은 상피성암과 비교할 때 발견하기 힘들기 때문에 치료하기가 어려운 암이라고 알려져 있다.

● 분화암과 미분화암

분화암인지 미분화암인지 감별하는 것은 장기로서 완전하게 분화하고 성숙한 세포가 암화(癌化)했는지, 장기 세포로는 미숙한 상태의 세포(미분화세포)가 암화했는지에 대한 관점에서 분류한 것이다.

성숙한 장기의 세포가 암화한 분화암의 경우 그 장기에 특징적으로 작용하는 암세포가 된다. 한편 장기세포로 완전하게 분화하지 않은 세포가 암화한 미분화암의 경우 기본적으로는 분화하기 이전이므로 분열·증식도 빠르고, 전이해서 떨어져 있는 장기에서도 적응하기 쉽다는 경향이 있다. 이 때문에 분화암과 비교해서 성가시게 되는 경우가 많다.

이와 같이 암도 최초 발생한 장기나 상피에 발생했는지, 상피 이외에 발생했는지 또는 분화암인지 미분화암인시에 따라 성질이 완전히 다르다는 사실을 알아둘 필요가 있다.

내 치료방침은 암이 공통된 특징인 생체의 통제에 따르지 않고 제멋대로 무한증식하는 세포집단이라는 점에 주목하고, 모든 암에 공통적으로 효과가 있는 치료법을 모색하는 것이다. 모든 암에 보편적으로 효과가 있는 방법을 찾아내고 나서 그 암의 성질이나 환자의 체질을 고려하면서 될 수 있는 한 효과적인 방침을 선택해야 한다고 생각한다.

그러므로 암과의 싸움은 정보전이다. 되도록 암에 관해 알아두어야 싸움을 유리하게 진행할 수 있다. 그러한 의미에서 암에는 어떤 종류가 있고, 또 각각의 암은 어떤 특성과 특징이 있는지 알아두는 것이 아주 중요하다.

암이
에너지를 가로챈다

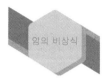
암의 비상식

암의 무서운 점은 생체의 통제를 무시하고 무한증식하며 침윤이나 전이를 하면서 다른 장기에까지 침습하는 것이다. 그렇다면 어떻게 이러한 일이 가능할까? 우선 암조직이 생체의 통제능력을 떨어뜨리며 쉬지 않고 분열·증식하려면 상당한 에너지가 필요하다. 암조직은 어떻게 해서 그 에너지를 확보하고 있을까? 그와 같이 분열·증식을 되풀이한다면 곧바로 에너지가 소진되어버릴 텐데 말이다.

암은 이 문제를 해결하려고 자기 전용의 새로운 혈관을 만든다. 암세포는 생체에 작용하여 혈관을 제멋대로 확장하고 암 자체가 전용의 새로운 혈관을 만들어 정상적인 혈관에서 혈액을 가로채 증식에 필요한 에너지를 확보한다. 정말 믿기 어려운 횡포를 부리는 것이다.

그런데 이렇게 서둘러 새로 만들어진 혈관은 부실공사를 한 것과 같아서 무턱대고 증가하는 암세포 모두에 에너지를 공급할 만큼 굵지 않을 뿐만 아니라 확장성 또한 낮다. 이 때문에 증식한 암세포 덩어리의 깊숙한 부분에서는 에너지가 부족한 암세포가 일정한 비율로 굶어 죽어간다. 그 결과 죽은 암세포가 분해되고 혈액에는 암세포 특유의 물질(발암유전자나 암억제유전자 등)이 흘러다니게 된다.

이 혈액에 섞여 흐르는 암세포에서 유래한 유전자를 알아보는 방법으로 암세포가 체내에 어느 정도 존재하는지 알 수 있다. 이러한 미세한 암의 존재 유무를 알아보는 방법이 유전자검사를 하는 것이다. 따라서 화상검사(MRI, CT 스캔)로는 당연히 발견할 수 없다.

암세포는 정상세포가 원활하게 대사하지 못하도록 방해한다. 즉 혈액 속의 산소나 영양분을 정상세포가 사용할 수 없도록 방해한다. 그렇게 해서 남게 되는 것을 암세포가 가로챈다.

인간의 몸은 대략 60조 개의 세포로 구성되어 있으므로 제아무리 암세포가 증가하며 새로운 혈관을 만든다 해도 산소와 영양분은 대부분 정상적인 세포가 받아먹게 된다. 이런 환경에서 암 조직은 급속히 세력을 펼칠 수 없다. 그래서 암은 정상적인 세포들이 산소나 영양분을 사용할 수 없도록 두 가지 방법을 개발했다고 볼 수 있다. 그 하나가 숙주인 생체의 체온을 떨어뜨리는 것이다.

세포가 에너지를 만들려면 해당계(解糖系)와 전자전달계라고 하는 두 가지 시스템이 필요하다. 해당계는 포도당을 분해해서 피루브산(pyruvic acid)이라는 것으로 바꾸는 과정에서 포도당(glucose) 1분자당 ATP*(에너지의 저축을 말함) 2분자를 만들어낸다. 한편 미토콘드리아(mitochondria) 안에서 이루어지는 전자전달계는 피루브산을 분해해서 이산화탄소와 물로 바꿔 방출하는 과정에서 생명의 화폐인 ATP 38개 분자를 생산해낸다.

갑자기 전문용어가 나와 어렵다고 생각할 수도 있지만, 결국 해당계보다 전자전달계가 19배나 효율이 좋은 에너지를 만들어낸다는 것이다. 정상적인 세포에서는 이 두 과정에서 에너지를 만든다.

---

* ATP, 즉 아데노신3인산(adenosine triphosphate)은 아데노신의 리보스에 3분자의 인산이 붙어 고에너지 인산결합을 2개 갖는 화합물을 가리킨다. ATP는 생체 내에 널리 분포하고 인산 1분자가 떨어지거나 결합하는 것으로써 에너지의 방출·저장 또는 물질대사·합성에서 중요한 역할을 하는 뉴클레오티드다. 모든 진핵생물이 ATP를 직접 이용하며, 생물체 내에서의 물질대사와 생명활동에 필수불가결한 요소이므로 '생명의 에너지 또는 생명의 화폐'라고 표현하기도 한다.

그러나 암세포는 미토콘드리아를 고장나게 하거나 사용하지 못하도록 하므로 세포는 에너지원으로 포도당밖에 사용할 수 없으며 생산성에서도 효율이 나쁜 해당계만 사용한다. 그렇지 않아도 암조직의 덩치를 키우는 데 에너지가 필요한데, 생산성에서 효율도 나쁘다면 암조직은 에너지가 부족해서 죽어버리게 된다. 그래서 혈관을 타고 흐르는 영양물질을 암세포들이 가로채기 위해서 체온을 낮게 떨어뜨리는 것이다.

체온이 정상 이하로 떨어지면 미토콘드리아 속에서 활동에 관여하는 효소가 원활하게 작용하지 않게 된다. 효소가 정상적으로 작용하는 체온은 36℃ 이상이며, 체온이 1℃ 내리면 효소의 작용이 반감된다고 알려진 이유가 여기에 있다. 정상세포는 미토콘드리아가 정상으로 작용하는 것을 전제로 하는 시스템이므로, 효소가 작용하지 않게 되어 미토콘드리아가 기능을 원활히 하지 못하게 된다면, 결국 정상세포들은 영양분을 사용하지 못하게 되니까 그만큼 영양물질이 암세포 쪽으로 가게 된다. 요컨대 미토콘드리아가 없어도 에너지를 만들 수 있는 암세포는 체온을 견디기 위해 정상세포보다 자기들이 유리하도록 몸을 저체온으로 유도한다는 것이다.

또 한 가지, 정상세포가 싫어하는 물질을 잇달아 방출해 숙주인 환자의 몸이 약해지도록 하는 작전도 쓴다. 그러므로 암세포는 자기들에게 나쁜 영향은 없지만 정상세포가 싫어하는 물질을 생산해 혈액 속으로 흘려보낸다. 그렇게 되면 결국 정상세포들은 대사를 원활하게 하지 못하게 되므로 산소나 영양분을 제대로 사용하지 못하게 된다. 암세포들은 그렇게 해서 얻게 된 많은 잉여 에너지를 사용한다.

암은 면역세포를
자기편으로 만든다

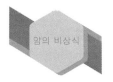

암세포와 같은 이물질이 체내에 생기면 경찰조직인 면역세포들이 단속하는데 어떻게 암이 침윤이나 전이를 할 수 있을까? 암세포가 면역세포까지 자기들 편으로 매수하기 때문이라고 한다. 약간 어려운 이야기가 되겠지만 조금 더 자세하게 설명하겠다.

예를 들어 암세포는 어떻게 옆의 장기까지 침입해 들어갈 수 있을까? 즉 암이 어떻게 침윤할 수 있는가 하는 의문에 관해서 교토대학대학원 무토 마코토(武藤誠) 교수 그룹이 다음과 같은 메커니즘을 밝혀내 세계적으로 권위 있는 자연과학지 〈네이처(Nature)〉에 발표했다.

암세포가 분비하는 CCL9이라는 호르몬이 혈액 속에 약간 존재하는 면역세포의 하나인 골수구(骨髓球)를 끌어들이고, 그 골수구가 효소를 사용해 단백질이나 세포막을 용해시키며 암세포가 인접한 정상세포 속으로 숨어드는 것을 도와주고 있다.

즉 경찰조직의 일원이어야 하는 골수구를 자기편으로 매수해 암세포가 침윤하기 쉬운 환경을 갖추도록 한다는 이야기다.

전이에 관해서도 암세포는 마찬가지로 교묘한 수법을 사용한다. 그 수법도 각각의 암에 따라서 다른 것으로 밝혀지고 있다. 도쿄여자의과대학 마루 요시로(丸義朗) 교수팀의 연구발표에 따르면, 암세포는 다음과 같은 수법을 사용해 전이를 한다고 한다.

원발병소인 암세포에서 어떤 종류의 단백질을 혈액 등을 통해 다양한 장기로 보내면, 그러한 단백질에 반응하는 장기가 있다. 예를 들어 폐 세포는 그 단백질에 반응해 새로운 단백질 'S100A8'이나 'SAA3'를 분비한다. 이 단백질이 혈액 속에 방출되면 그것이 신호가 되어 면역세포의 하나인 '매크로파지(macrophage, 대식세포)'가 폐에 모이기 시작한다. 매크로파지는 원래 몸에 침입한 병원체를 탐식하는 기능이 있는 면역세포인데, 앞에서 설명한 단백질과 접하면 돌변하게 되어 암세포가 전이하는 것에 협력하는 나쁜 역할을 하게 된다.

즉 암세포는 매크로파지가 좋아하는 물질을 내고, 매크로파지는 그 보상으로 암세포 전이를 도와주는 물질을 분비하는 공존관계가 성립한다는 것이다. 마루 교수팀은 실험동물 마우스에 암을 이식하고 SAA3를 억제하는 단백질을 주면 전이가 억제되는 것도 확인했다.

또 전이와 침윤 양쪽에 관여하는 유전자도 발견했다. 그것은 '스네일(snail, 달팽이)'이라고 명명된 유전자다. 스네일이 작동하는 암세포의 작용으로 면역기능이 크게 저하되고, 전이하거나 침윤하기 쉬운 환경이 갖춰지게 된다는 것이 게이오대학대학원 카와카미 유타카(河上裕) 교수팀의 연구로 밝혀졌다.

몸에는 이물질을 단속하는 경찰조직으로서 면역기구가 있다는 말은 앞에서 했다. 다만 류머티즘이나 아토피(atopy) 등 면역이 과잉으로 작용해서 자기 자신의 정상세포까지 공격해버리는 자기면역성질환*을 발병시키는 경우도 있다. 이 때문에 면역기구에는 공

---

* 영어 Autoimmune Disease를 한국에서는 자가면역성질환이라고 번역하여 사용하는데, 일본에서는 자기면역성질환(自己免疫性疾患)이라고 번역하여 사용한다. - 옮긴이

격형 면역이 과잉 작용하지 않도록 제동을 거는 '제어성 T세포'라는 면역세포도 갖춰져 있다.

스네일 유전자가 스위치 온(switch on) 상태가 된 암세포는 생체에 작용해서 이 제어성 T세포를 활성화한다. 그리고 공격형 면역세포의 작용을 억제하는 것으로 암세포에 대한 공격성이 약해지고, 전이나 침윤을 하기 쉬운 환경을 만들어낸다.

동시에 면역세포의 일종으로, 주로 제어성 T세포를 지원해주는 사령관 역할을 하는 '수상세포(樹狀細胞)'의 작용에도 간섭한다. 즉, 공격성 T세포가 암세포를 공격하지 않도록 지령을 내려서 암세포가 혈관이나 림프관을 따라 다른 장기로 전이해가는 것을 간과하도록 하는 작용도 하는 것 같다.

카와카니 교수팀은 실험동물 마우스를 이용해 이 스네일의 구조를 봉쇄한다면 암세포의 증식이나 전이를 제어할 수 있다는 것도 확인했다. 연구보고서는 이렇게 암세포가 새로운 혈관을 만들거나 에너지를 가로채거나 다양한 면역세포를 자기편으로 끌어들이는 것 같다고 밝혔다. 즉 암세포는 상대를 매수해서 자기 병사들이 전이나 침윤을 용이하게 할 수 있도록 도움을 받으며 수를 늘리고 진지를 이곳저곳에 구축하는 것이다.

이와 같은 메커니즘은 생명과학계가 점차 밝혀내고 있으며, 암

세포의 교묘한 수법을 봉쇄하기 위한 작전도 가다듬고 있다. 그
럼에도 암이라는 녀석은 정말 약삭빠르고 교활하다고 해야 할까?
매우 교묘한 방법을 사용해 숙주인 환자의 몸을 괴롭힌다.

암에도
약점은 있다

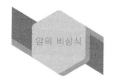

암의 비상식

그렇다면 암에는 약점이 없을까? 아무리 강력한 악당이라도 하나 정도 약점은 있기 마련이라는 말처럼 암세포에도 약점은 있다. 정상세포들은 가지고 있는 것인데도 암세포들은 분열·증식하기에 열심인 나머지 빠뜨린 중대한 약점으로 작용하는 특성이 두 가지 있다.

하나는 앞에서 설명했듯이 암이 생체의 정상체온을 떨어뜨려 에너지를 갈취한다는 것이다. 그러니까 암세포는 반대로 열에 약하다는 의미가 된다. 암세포는 섭씨 40~42℃ 열로 파괴된다고 알려져 있다. 정상세포라면 어떻게 해서든 견딜 수 있는 정도의 온도에서 암세포는 질식해 죽어버린다. 암세포가 열에 약하다는 약점을 이용한 것이 온열요법인데 이에 관해서는 3장에서 자세하게 설명한다.

또 하나 중대한 약점은 'SOD(Superoxide dismutase)'라는 활성산소를 제거하는 효소가 없다는 것이다. SOD는 한 개 전자가 여분으로 붙은 상태의 효소(활성산소의 일종)에 수소 2개와 전자 1개를 주고 과산화수소수를 만든다. 좀 더 쉽게 설명하면, 전자를 모조리 중화해준다. 암세포가 이 SOD를 가지고 있지 않기 때문에 전자를 중화할 수 없다는 약점을 이용해 암세포를 공격하는 치료법도 있다. 이에 관해서는 4장에서 설명한다.

• 3장 •

말기암,
면역요법·유전자치료·온열요법
으로 잡는다

암
의
비
상
식

항암제를
대체하는 치료법

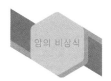

암이 3기나 4기가 되면 수술요법으로는 모든 암세포를 제거할 수 없고 방사선도 전신에 조사(照射)할 수는 없다. 그렇게 되면 남은 수단이 항암제인데 항암제로는 앞에서 설명했듯이 일부 암을 제외하고는 치유 확률이 절대로 높지 않다. 그래서 '표준치료로는 성적이 좋지 않은 말기암치료법, 즉 수술요법, 항암제요법, 방사선요법이 아닌 다른 치료법을 찾아서 널리 알리고 싶다'는 생각을 하게 되었다.

이와 같이 생각하면서 설정한 가설이 '암이라는 병이 1기의 조기암과 4기의 말기암에서 치유율에 큰 차이가 있다는 것은 암세포가 림프관를 통해 전이한다는 특징과 함께 현재 행해지는 치료가 맞지 않아서가 아닐까'라는 것이었다. 그래서 림프관 안에까지 미치는 무기를 찾으려고 다양하게 검증해오던 중 현시점에서 즉효성과 치료효과라고 하는 양쪽에서 유효성이 높다고 판단한 조합을 찾게 되었다. 즉, 면역요법, 유전자치료, 온열요법 세 가지 치료법을 조합하고 전신의 체력 등 상태를 개선하기 위해 '서플리먼트(supplement)'를 사용하는 방법이다.

여기에서는 이들 치료법을 하나씩 설명한다.

면역요법

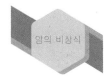

● 면역세포는 몸을 지키는 경찰조직

2장에서 아무리 건강한 사람이라도 몸속에서 매일 3,000~
5,000개 '암세포의 근원'이 만들어진다고 했다. 암억제유전자의
브레이크를 회피하고 분열을 시작한 암세포를 단속하는 것이 면
역시스템이다. 면역시스템은 체내에 원래 갖춰져 있는 경찰조직
과 같다. 이 경찰조직이 제대로 작동하기 때문에 우리 몸속에서
평화가 유지된다.

그런데 암이 된다는 것은 경찰조직이 제대로 기능하지 않는다
는 말이다. 경찰의 검문을 속이고 용케 단속에서 빠져나간 암세포

가 분열·증식을 되풀이하는 가운데 어느새 방치되어버린 상태다. 그러다가 암세포가 전이하여 말기암으로 되면 더는 경찰조직이 손쓸 방법이 없는 상태가 된다. 그래서 암세포를 단속하는 경찰조직을 더욱더 증원해 제대로 검문하여 암세포를 퇴치한다는 것이 면역요법의 사고방식이다.

면역요법을 좀 더 구체적으로 설명하면, 환자에게서 채취한 혈액에서 면역세포를 추출한 뒤 배양해서 개체수를 늘린 다음 환자의 체내에 다시 투입하는 치료법이다. 면역요법의 장점은 환자 자신의 면역세포를 사용해 부작용이 전혀 없다는 것이다. 자신의 면역시스템 자체를 사용하기 때문에 체력적으로도 문제가 없다. 이 때문에 면역요법은 수술, 항암제, 방사선치료에 이어지는 '제4의 암치료법'이라고 알려져 의사나 의학자 사이에서도 기대를 모으고 있다.

● 면역요법의 종류

최근에는 면역요법을 하는 의료기관이 늘고 있다. 인터넷에서 면역요법 클리닉 또는 암면역요법 등을 검색하면 꽤 많은 전문사이트가 떠오른다. 그런데 면역요법이라 하더라도 어디나 똑같은 것은 아니다. 한마디로 면역요법은 종류가 몇 가지 있는데, 그 차이는 면역시스템에서 어떤 면역세포를 사용하느냐에 따른다. 예를 들어 경찰조직 중에도 국가공안 담당부서가 있고 치안 담당부서가 있다.

이렇게 각각 담당하는 역할이 있는 것처럼 면역시스템에도 역할이 다른 다양한 면역세포가 있다. 그리고 면역요법은 어떤 종류의 면역세포를 사용하느냐에 따라 '제1세대', '제2세대', '제3세대'로 분류된다.

● 제1세대 --- T세포

● 제2세대 --- NK(Natural killer)세포

● 제3세대 --- 수상세포(Dendritic cell, DC)

T세포, NK세포, 수상세포라는 용어는 일반인이 처음 대하는 말이므로 하나씩 이해하기 쉽게 설명하겠다.

우선 면역시스템에는 크게 '자연면역'과 '획득면역' 두 종류가 있다. 자연면역은 사람이 태어나면서 가지고 있는 면역을 말한다. 반대로 획득면역은 다양한 경험 속에서 후천적으로 얻게 된 면역

을 가리킨다.

예를 들어 어떤 바이러스에 감염되었다고 하자. 맨 처음 감염되었을 때는 열이 나거나 설사를 하는 등 여러 증상이 나타난다. 그런데 다음에 처음 감염시킨 것과 동일한 바이러스가 체내에 또 침입해 들어와도 맨 처음처럼 심한 증상은 나타나지 않게 된다. 그 이유는 우리 몸속에 이전에 침투했던 바이러스를 배제하는 작용을 하는 항체가 만들어져 그 바이러스에 대한 저항성이 증강되어 있기 때문이다. 이것이 획득면역이다.

인플루엔자 예방접종이 바로 이러한 작용을 이용한 것이다. '불활성화(不活性化) 백신'이라고 하는데, 그해에 유행할 것으로 예상되는 바이러스의 감염성을 없앤 백신을 미리 접종하는 것으로, 인플루엔자에 감염되지 않게 된다. 또 감염되더라도 가벼운 증상을 보이고 낫게 된다.

서론이 길어졌지만 제1세대 T세포는 획득면역의 일종이다. 경찰조직에 비유하면 T세포는 검문하는 역할을 한다.

경찰청본부에서 "얼굴이 이렇게 생긴 녀석들을 발견하면 즉시 체포하도록! 인상착의는 이렇고… 특징은 이러이러하니까…"라고 수배령을 내린다. 검문소 역할을 하는 T세포는 수배지령을 받은 대로 평상시에 보이지 않던 수상한 녀석을 발견하면 하나씩 검사한다. 수배지령서에 있는 인간인지 검사하여 다르다고 판단되면 통과시키고 수배인물이라고 판단되면 잡아들이는 공격을 계속해서 되풀이한다.

이 검문시스템에 걸린 암세포는 T세포에 붙잡혀 죽는다. T세포에는 '헬퍼 T세포(helper T cell)', '킬러 T세포(killer T cell)', '제어성 T세포(regulatory T cells)' 세 종류가 있으며, 이름 그대로 킬러 T세포가 살해하는 역할을 담당한다.

킬러 T세포는 공격성이 강력하므로 본부에서 지령한 내용에 따라 암세포를 발견하면 즉시 공격하여 살해한다. 이 T세포의 검문시스템 덕분에 매일 3,000~5,000개 암세포의 근원이 태어나지만 우리 몸은 건강을 유지할 수 있다.

● 왜 T세포만으로는 안 되나

제1세대 면역요법에서는 환자 몸에서 T세포를 추출한 후 체외에서 배양해 T세포의 수를 증식한 다음 환자 몸속에 다시 투입하는 치료 개념이었다. T세포가 암세포를 공격하는 주력부대이므로 당연히 그럴듯한 전략이었다. 그러나 T세포를 이용한 면역요법은 기대했던 만큼 성과를 거둘 수 없었다.

왜 치료 성과가 기대 이하였을까? 이와 같은 의문을 추론해보면, T세포의 전략에는 근본적으로 모순이 있었다. 만약 몸속에서 킬러 T세포가 제대로 작동하고 활약했다면 애당초 암조직은 성장하지도 않았다. 그래서 아직 암세포가 적은 단계에서 확실하게 검문검색을 하여 암세포를 포착해 처리했더라면, 가령 암세포가 발생하더라도 암조직이 성장해 목숨을 위협하는 일 따위는 발생할까닭이 없다. 그런데도 암조직이 커졌다는 것은 T세포의 검문시스템이 제대로 기능하지 못하였다는 것이다. 그래서 이와 같은 관점에서 생각할 수 있는 가설은 두 가지밖에 없다.

① 면역 쪽에 문제가 있는가

② 암 쪽에 문제가 있는가

이 둘 중 하나다. 면역 쪽에 문제가 있다는 것은 스트레스가 쌓이거나 피로가 축적되어 몸 상태가 녹초가 되고 면역력도 저하된 상황이다. 즉, 면역세포는 충분히 있는데도 녹초가 되어 암세포가 눈앞에서 어슬렁거려도 어쩔 수 없이 놓쳐버리게 되는 상황을 생각할 수 있다.

암 쪽에 문제가 있다는 것은 면역시스템은 정상적으로 작동하지만 암세포가 강하고 교활해서 면역세포의 공격을 잘 방어해냈기 때문에 면역세포가 포획할 수 없었다는 것이다.

어쩌면 암 환자의 1%는 과로로 면역시스템이 꺼져(down)버렸기 때문에 암에 걸렸을지도 모른다. 그러나 나머지 환자 99%는 유감스럽게도 암이 훨씬 더 교활하게 면역시스템을 잘 속였다고 생각할 수 있다.

즉 수배지령서의 용모로 여기저기 돌아다니다가 검문검색에 걸리게 될 것을 눈치챈 암세포들 중 약간 변장해서 외모를 바꾸는 놈이 생긴 것이다. 그렇게 된다면, 검문검색을 하는 T세포는 수배지령의 용모와 '다르다'고 인식해 통과시키게 될 것이다. 이와 같이 위장한 암세포는 한번 검문검색을 돌파하면 기본적으로 두 번 다시 붙잡힐 일이 없게 된다.

어떤 T세포가 "수배명령서와 다르니까 통과"라고 했더라도 다른 T세포가 "아니야, 저놈은 수상해"라며 알아챌 것 같은데 이상하지 않은가? 그러나 면역시스템은 경찰조직과 마찬가지로 엄격한 조직체계로 구성되어 있기 때문에 그런 일은 일어나지 않는다.

예를 들어 중심부에서 경찰관 T군이 변장한 범인을 알아차리지 못하고 검문에서 통과시켜버렸다고 하자. T군은 "수상한 자를 검문검색했는데 수배명령서와 달라서 통과시켰습니다. 괜찮겠습니까?"라고 본부에 보고해서 본부에서 좋다는 신호를 받는다. 그것만이라면 좋겠는데 여기에서 한 걸음 더 나아가 본부는 "T군이 수배서와 닮은 용의자를 발견해 엄중하게 확인했더니 범인이 아니라고 한다. 그러니 제군들은 만약 이러한 사람을 발견하더라도 통과시키도록…"이라고 전국 검문소에 명령을 내린다.

면역시스템은 우리 몸에서 제멋대로 작동하면 큰일나므로 아주 강한 중앙통제력을 갖고 있다. 인간 사회에서 지방관청이 독자적으로 할 수 있는 것과 중앙정부가 컨트롤하는 분야가 엄밀하게 나뉘어 있는 것과 마찬가지로, 생명을 컨트롤하기 위한 면역시스템도 중앙에서 제법 엄밀하게 통제한다.

따라서 지휘명령계통이 분명하니까 공격력도 강력하다. 다만 일단 명령이 잘못된다면 유연하게 대응할 수 없다는 단점도 동시에 가지고 있다. 잘못된 명령이 시행된다면, T세포는 암세포가 눈앞에서 어슬렁거려도 '나쁜 녀석'이라고 인식하지 못하기 때문에 공격하지 않는다. 이와 같은 상황이 암 환자 체내에서 일어난다는 것이다.

그렇기 때문에 원래 가지고 있는 공격력이 강하다고 해서 T세포 수를 늘려 체내에 되돌려 넣어도 '암세포를 탐색해 공격'하는 인식능력이 약화되었기 때문에 효과가 나타나지 않는다. 그래서 제1세대 T세포를 사용한 면역요법은 기대했던 것만큼 효과가 발휘되지 않았다.

그런데 최근 연구에서 T세포가 속아 넘어가는 구체적 메커니즘이 밝혀져 그것에 대항하기 위한 약제까지 개발되었다. 열쇠가 되는 것은 교토대학 연구팀이 발견한 'PD-1(Programmed cell death 1)이라는 분자다. 암세포가 T세포상의 PD-1과 결합해 T세포의 작용을 약화(弱化)시키고 있다는 사실이 밝혀졌다. 이 때문에 PD-1의 결합을 막는 항체가 제품화되었는데, 악성흑색종(melanoma) 환자에게 적용하여 성적이 좋았다는 보고가 있다.

● 프리랜서 살해자 'NK세포'

경찰조직 전체가 속아버리면 이제 우리 몸에는 암세포와 싸울 수 있는 부대는 없다는 얘기일까? 그럴 리가 없다. 조물주는 우리 몸속에 강력한 조직을 확실히 준비해주었다. 그것이 NK(Natural killer)세포다. 이름 그대로 타고난 살해자다.

NK세포는 T세포와 같은 획득면역계가 아니라 타고날 때부터 갖춰져 있는 자연면역계의 주력부대다. '이런 녀석을 찾아 살해하라'는 본부 지시를 따라 움직이는 것이 아니라 항상 여기저기 순찰하다가 수상한 놈을 발견하면 바로 공격을 개시한다. 즉 바이러스에 감염된 세포나 암세포와 같이 돌연변이로 발생한 이상한 세포를 발견하면 자연스럽게 공격해 살해한다.

T세포가 경찰청 본부의 지령대로 움직이는 온순한 조직원이라면, NK세포는 보통의 지휘명령계통에서 벗어난 이른바 특수부대와 같은 것이다.

NK세포는 흉악범이라고 인식하면 곧바로 공격을 개시한다. 우리에게 아주 든든한 존재지만 문제는 NK세포 수가 너무 적다는 것이다.

NK세포라는 존재가 면역시스템 속에 있기 때문에 검문검색의 그물망에서 빠져나간 암세포는 죽일 수 있지만, 400만 년 이전 하느님이 인류를 만들었을 당시에는 인류 대부분이 암으로 죽게 되리라고는 생각조차 하지 않았던 것 같다. 그래서 NK세포라는 특수부대를 준비해주었지만 개체수를 아주 조금밖에 두지 않았던 것 같다.

그 결과, 개개 NK세포의 힘은 강력하지만 암세포가 단숨에 증가하여 큰 세력을 형성하면 무기력해져 대응할 수 없게 된다. 예를 들어 특수부대원 100명에 불순분자가 300명 정도라면 이길 수 있지만, 1만 명이나 되는 큰 세력과 맞닥뜨린다면 아무리 엘리트

부대라 해도 승산이 없을 것이다. 그와 마찬가지로 NK세포도 수가 적으면 암세포에 지기 마련이다.

그래서 암세포를 암세포로 인식하고 제대로 없애주는 유일한 부대인 NK세포 수를 증가시키면 어떨까 하는 데에 착안해서 시도한 것이 제2세대 면역요법인 'NK세포치료'다.

● NK세포는 배양할 수 없다?

그렇게 시도된 NK세포치료는 예상대로 효과가 있었다. 적어도 제1세대 T세포를 이용한 면역요법보다는 훨씬 효과적이었다. 다만 하나 문제가 된 것은 NK세포 숫자는 T세포와 비교해서 극단적으로 적다는 점과 이 NK세포를 배양해서 증식하는 일이 어렵다는 것이다.

내 클리닉에서도 애당초 T세포를 늘리기 위해 사용했던 배양액으로 NK세포를 배양하려고 시도했으나 일주일을 경과하는 동안 NK세포가 전멸해버렸다.

환자에게서 채취한 혈액에서 '림프구(lymphocyte)'를 추출하면 T세포가 80% 전후를 차지하고 10% 전후가 B세포(항체를 대량생산하는 면역세포의 일종)이며 NK세포는 10% 미만이다. 그대로 배양하려면 T세포만 늘고, NK세포는 잘되었을 때는 같은 비율이지만 잘되지 않았을 때는 거의 전멸한다. 즉, 보통 방법으로 배양한다면 T세포와 NK세포의 비율이 바뀌는 일은 없다. 물론 비율이 똑같다 해도 전체를 늘리면 수로는 100배가 되는데, 시도해봤더니 약간 효과가 나타났지만 미약했다.

그래서 목표는 원래 10% 미만의 NK세포 비율을 30~40%까지 늘려 배양하자는 것이었다. T세포 배양에 사용하는 배양액에서는 NK세포가 금방 죽어버리므로 NK세포용 배양액을 개발해야만 했다. 여러 차례 시행착오를 겪던 중 토호쿠대학 그룹이 NK세포를 늘릴 수 있는 배양액을 개발했다고 들었다. 그리고 드디어 내 클리닉에서도 배양할 수 있게 되었다.

면역요법으로 사용하는 세포를 T세포에서 NK세포로 바꿨더니 효과가 곧 확실하게 나타났다. 암 환자 치료효과를 보면 차이가 뚜렷한데, 건강한 사람이 받으면 반대로 반응이 전혀 달라졌다.

면역요법은 부작용이 없고 면역을 높이는 것은 좋은 일이라서 암을 예방한다는 의미로 건강한 사람에게 시도해본 적이 있다. T세포를 사용한 면역요법을 시도했을 때는 아무 일도 일어나지 않았는데 NK세포에서는 기분이 불쾌해진다는 사람이 속출했다. 이 경우 한동안 휴식을 취하게 하면 회복되었으며, 그 후 아무 일도 일어나지 않았다. 이와 같은 실험으로 일반인에게 NK세포가 지나치게 많으면 안 된다는 사실을 배웠다. 공격하는 목표(target)는 없는데 NK세포 수를 무턱대고 늘리면, 할 일 없는 NK세포가 쓸데없이 날뛰는 것이다.

그런데 바꾸어 생각하면 T세포와 비교해서 NK세포가 그만큼 암에 강력하다는 얘기다. 이 때문에 내 클리닉에서는 이전에는 T세포로 면역요법을 했지만 현재는 NK세포로 치료한다.

● '수(數)'로 승부할까, '질(質)'로 승부할까

여기까지 제1세대, 제2세대 면역요법을 소개했는데, 제3세대 면역요법도 있다고 앞에서 소개했다. 좀 더 새로운 치료이므로 당연히 제2세대 치료보다 효과가 클 거라고 생각할지도 모른다.

제3세대 면역요법은 '암 백신요법', '수상세포 백신요법'이라고도 불린다. 여기서 주인공은 '수상세포'다. 수상세포는 1973년 미국의 스타인먼(Ralph Steinman) 박사가 발견했다. 그 공로로 스타인먼 박사는 2011년 노벨 생리·의학상을 수상했다.

그러면 이 수상세포 백신요법은 어떤 것일까? 제1세대인 T세포는 본부에서 받은 수배지령서 내용대로 검문검색을 하고, 이상한 녀석들을 발견하면 공격을 개시한다고 앞에서 설명했다. 그렇다면 T세포가 검문검색에서 암세포를 통과시켜버린 것은 T세포가 잘못한 것이 아니라 원래 수배지령서가 잘못되었기 때문에 발생한 일이라는 이야기다.

"이런 녀석들이 적이니까 발견하면 즉시 공격해 격퇴시켜라!"라고 하는 지휘관의 잘못된 명령에 T세포는 절대복종할 뿐이라는 것이다. 제2세대인 NK세포는 그 지휘명령계통에서 벗어나 어느 정도 자유롭게 판단하고 행동할 수 있으므로 정확하게 공격할 수 있다.

그렇다면 T세포가 암세포를 퇴치할 수 없는 이유는 T세포 자신이 잘못된 것이 아니라 수배지령서를 발령한 곳이 잘못되었다는 얘기다. 그런데 수배지령을 발령하여 모든 면역부대를 지휘하는 지휘관은 바로 수상세포다. 제3세대 면역요법인 수상세포 백신요법에서는 지휘관인 수상세포를 환자의 혈액에서 꺼내 암항원(암세포 표시가 되는 것)을 제시해서 암세포를 인식할 수 있게 하고 난 뒤 체내에 되돌린다. 즉 "공격대상은 이놈이 아니라 저놈이다!"라고 수상세포를 교육한다는 것이다.

체내에 돌아간 수상세포는 그때까지 명령을 철회한 뒤 "지금부터 이놈을 죽여라!"라고 T세포들에게 일제히 명령을 내린다. 그 명령을 들은 T세포는 "앗! 눈앞에 있는 이놈들이 사실은 적이었구나!"라고 겨우 알아차려 암세포를 공격하게 된다.

이것이 잘되면 단숨에 형세를 역전시키고 암세포를 몰살할 수 있다. 실제로 대단한 효과가 나타나서 암이 없어진 사례가 보고되었다. 따라서 수상세포 백신요법은 9회 말 2사 만루에 역전 굿바이 홈런 같은 치료로 주목을 받고 있다.

제3세대 면역요법을 하는 클리닉은 일본에도 몇 군데 있지만 나는 굳이 하지 않는다. 그 이유는 암세포가 더욱더 영민하게 대응해 지휘관들인 수상세포를 교육하는 동안 더욱 교묘하게 변장할 개연성이 있기 때문이다.

그렇다면 모처럼 다시 교육하여 체내로 돌려넣은 수상세포가 T세포에게 새로운 명령을 지시하더라도 "그런 얼굴을 한 놈은 한 녀석도 없어요"라고 해서 암세포를 전혀 죽일 수 없는 결과가 나타날 우려가 있다. 실제로 그러한 사태가 일어났다고 들었는데, 치료성적은 아직 10% 정도에도 도달하지 않았을 것이다.

한편 NK세포치료는 '숫자의 치료'다. NK세포가 증가되면 되는 대로 NK세포가 덥석덥석 암세포를 먹어치우는 것은 분명한 사실이다. 그러므로 결국 NK세포를 얼마나 많이 배양증식한 다음 암환자 몸속에 되돌려 투입할 수 있느냐는 숫자 승부다.

그러나 수상세포 백신요법은 '질(質)의 치료'다. 수상세포를 되도록 많이 넣으면 치료 성과가 오른다는 것이 아니라, 적의 특징을 정확하게 파악할 수 있으면 이긴다는 것이다. 그래서 질의 승부라는 것이다. 그러나 현시점에서는 그 질이 확실하지 않기 때문에 해보지 않으면 알 수 없다는 도박의 요소가 강하다.

우리 클리닉에 오는 말기암 환자들은 남은 수명이 그다지 길지 않다. 수상세포를 추출해서 배양하고, 다시 환자의 체내에 투입한 후 결과를 기다릴 때까지는 최단기간이라 하더라도 한 날이나 걸린다. 그러므로 말기암 환자에게 수상세포 백신요법은 어쩌면 단 한 번의 승부가 될 확률이 아주 높다. 만약 이 치료가 크게 성공한다면 좋겠지만 실패하게 되는 경우 더 할 수 있는 것이 없게 된다. 게다가 그러는 와중에도 암세포는 기하급수적으로 늘어간다.

또 하나 곤란한 문제가 있다. 일차적으로 교육해서 체내에 투입한 '수상세포 백신요법' 작전이 잘못되어 실패하면, 수상세포를 다시 추출해 재교육할 수 없다. 즉 수상세포를 꺼내 배양하는 사이에 체내의 암세포가 변했더라도, 다시 새로운 특징을 교육해서 제2의 면역요법을 할 수는 없다는 얘기다.

첫 번째 수상세포 백신요법에서 실패한 지휘관을 다시 뽑아내어 재교육한 뒤 체내로 투입하면, 최초 치료에서 암 정보를 인식하고 있는 지휘관과 두 번째 치료에서 교육받은 것을 명령하는 지휘관이 존재하게 된다. 그렇게 되면 지휘명령 계통이 통일되지 않아서 혼란을 일으킬 수 있다.

　게다가 지휘관이 늘어나면 NK세포가 자유롭게 작동하기가 어려워질 위험성도 있다. 지휘관 수가 적을 때는 지휘명령에서 벗어나 독자적으로 움직일 수 있었지만, 지휘관이 늘어나면 NK세포도 그 통제 아래 놓이게 될지도 모른다. 믿었던 NK세포까지 잘못된 수배지령에 휘둘려버리게 될 여지도 있다는 말이다. 그렇게 되면, 수상세포 백신요법으로 실패한 암 환자가 차선의 선택지로 이번에는 NK세포요법을 해달라고 요구하더라도 실행할 수 없게 된다.

　이러한 것들을 고려하여 현시점에서 승률이 없는 도박에 환자의 생명을 걸 수는 없다고 판단하게 되었다. 언젠가는 치료법이 더욱 개량되고 질이 높은 수상세포 백신요법이 가능한 시대가 도래할지도 모른다. 그러나 현시점에서는 아직 아니라고 생각한다.

　이러한 관점에서 NK세포치료는 2사 만루에 역전 굿바이 홈런은 노릴 수 없다 하더라도, 배양을 증식해서 암 환자 몸 안에 투입한 NK세포 수에 비례해서 반드시 '효과'라고 하는 결과를 나타내고 있다. '이 정도를 넣으면 암세포를 몇억 개 제거할 수 있으므로 1개월간은 그 상태를 유지할 수 있다'는 계산이 가능하기 때문에 환자에게 설명하기도 쉽다.

● 면역세포는 살아 있는 한 암세포를 먹어치운다

면역요법으로 NK세포를 배양해서 증강시킨 세포를 체내에 되돌려도 항구적으로 그 상태가 유지된다는 것은 아니다. 늘어난 개체 수의 상태를 유지할 수 있는 기간은 한 달 정도다. 체내에 되돌려진 NK세포는 1개월이 지나면 점차 사멸해간다.

이 때문에 NK세포치료를 할 때는 보통 첫째 치료로부터 2, 3주일 후 두 번째(2 cool)를 해서 다시 수를 증가시켜 투입하고 그 2, 3주일 후 세 번째(3 cool)를 하는 형태로 NK세포 투입을 되풀이한다. 그렇게 하는 것으로 NK세포수를 일정하게 유지할 수 있다.

또 NK세포는 항암제와 달리 24시간 내내 살아 있는 한 암세포를 계속해서 공격한다. 항암제는 하나의 세포 속으로 들어가 DNA에 부착해 세포를 파괴하고 소변으로 배출된다. 즉 상대를 죽이면 자신의 역할도 끝난다는 것이다.

한편 NK세포는 암세포에 착 달라붙어서 구멍을 뚫어 파괴하고, 이동해서 또 다른 암세포에 달라붙는다. 그렇게 해서 NK세포는 죽을 때까지 지속적으로 암세포를 찾아내 파괴한다.

항암제치료가 효과가 없는 이유는 일반 암세포가 갑옷이 되어 암줄기세포를 지키고 있기 때문이라고 알려져 있는데, NK세포치료로 갑옷을 찢고 나서 항암제를 사용하면 암줄기세포도 포함해서 죽일 수 있을지 모른다.

현재, 대부분 항암제치료로 암을 고칠 수 없었던 환자가 면역요법을 원하는 것이 수순이다. 그러나 반대로 면역요법을 하고 난 다음 항암제를 사용하는 순서가 더욱더 좋은 결과를 기대할 수 있지 않을까 생각한다.

유전자치료

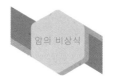

암의 비상식

● 유전자 치료란?

암이라는 질병은 세포 속 유전자가 어떠한 원인으로 상해를 입게 된 결과, 세포 복제과정에서 실수가 있어 '발암유전자'가 작동된 상태의 세포가 태어나는 것이 원래 발단이었다. 간단하게 말하면 유전자 변이(變異)가 원인이라는 말이다. 그럼 그 변이된 유전자를 수복할 수 있다면 상해를 입은 유전자는 암화(癌化)가 되지 않게 된다.

그래서 '유전자 변이를 수복하는 것으로 암을 고칠 수 있지 않을까'라는 아이디어에서 시작한 것이 유전자치료다. 구체적으로는 치료에 유효한 유전자를 편입시킨 어떠한 세포를 환자의 체내에 투입하고 그 유효한 유전자를 암세포 속으로 옮겨넣어 유전자변이를 수복한다는 치료법이다.

여기서 암세포의 유전자변이를 수복하기 위해 집어넣는 유전자로서 맨 처음 주목하게 된 것이 'p53유전자'라는 '암억제유전자'이다.

암세포에는 '발암유전자'가 작동된 상태로 되어 있고 동시에 정상일 때 작용해야 하는 암억제유전자가 제대로 기능하지 않는다는 것이 밝혀졌다. '발암유전자', 암억제유전자에는 각각 여러 종류가 있는데, 그중에서도 많은 암세포에서 공통적으로 변이되어 있는 암억제유전자가 p53유전자다.

원래 p53유전자는 세포분열을 멈추게 하는 강력한 유전정보를 가지고 있다. 이 유전자가 제대로 작동한다면 암세포가 갖고 있는 가장 두려운 특징인 무한증식을 멈추게 할 수 있다. 암은 분열·증식만 하지 않는다면 보통의 혹과 같기 때문에 그다지 두려운 질병이 아니다. 바꾸어 말하면 분열·증식하지 않는 암세포는 이제 더는 암이 아니라는 의미다. 유전자치료의 목적은 암세포 증식을 멈추게 하는 것 또는 증식속도를 늦추게 하는 것이다.

일반적으로 암치료에서 일정한 수 이상으로 증식해버린 암세포를 하나도 남김없이 소멸시키기는 어렵다. 왜냐하면 암세포가 일정수를 초과하면 치료로 암을 죽이는 속도보다 암세포가 분열·증식해서 늘어나는 속도가 더욱 빠르기 때문이다. 그래서 암세포 증식을 멈추게 하는 치료법으로 주목받는 것이 유전자치료다.

● 유전자 '운반자'의 종류 - 바이러스를 몸에 투입한다고?

암세포의 유전자 변이를 수복해주는 유전자를 발견할 수 있다면 다음에 생각해야 하는 것은 '그 유전자를 어떻게 암세포 안에 운반해 넣을 것인가'이다.

운반자로는 무엇이 적당한지 전 세계 유수 연구실에서 다양한 물질을 사용하여 연구를 실행했다. 그 결과 선택된 것이 '레트로바이러스(retro virus)'와 '아데노바이러스(adeno virus)'라는 두 바이러스다.

바이러스는 원래 우리 몸에서 다양한 질병을 유발하는 병원체이므로 '바이러스를 몸에 투입해도 괜찮을까?'라고 의아하게 생각할 수도 있다. 그러나 바이러스로서 유해한 기능을 제거한 뒤 운반자(carrier)로서 능력만 활용하는 것이므로 인체에는 해가 없다.

인플루엔자바이러스(influenza virus)든 겨울에 유행하는 노로바이러스(noro virus)든 바이러스는 유전자를 인간의 세포 속에 침입(운반)시켜 자기 자신의 유전자를 복제·증식한다. 이 바이러스가 인간의 세포에 침입하는 특성을 유전자치료에서 응용하는 것이다. 바꾸어 말하면 바이러스의 특성을 이용하는 기술이다. 유전자치료에서 바이러스가 가지고 있는 운반자로서 능력만 이용하는 것이다.

그렇다면 레트로바이러스와 아데노바이러스 어느 쪽이 좋은 것인가 하는 선택의 문제가 남는데, 이는 각기 장점과 단점이 있기 때문에 경우에 따라 다르다.

조금 어려운 이야기가 되지만, 바이러스는 껍질 안에 유전정보만 갖고 있는 단순한 구조다. 껍질 안에 들어 있는 유전정보에는 두 종류가 있는데, DNA 또는 RNA 중 하나다. 레트로바이러스는 한 줄기 사슬(1本鎖)의 RNA를 갖고 있는 RNA 바이러스라고 불리는 종류고, 아데노바이러스는 두 줄기 사슬(2本鎖)이 반듯한 사슬 형태의 DNA를 갖고 있는 DNA 바이러스의 종류다.

RNA 바이러스인 레트로바이러스는 유전정보의 나선이 한 줄기밖에 없다. 이 때문에 운반하는 유전정보를 발휘하려면 세포의 핵 속에 있는 염색체에 들어가 이미 구축되어 있는 유전자의 이중나선 안에 숨어야 한다. 즉 이미 구축되어 있는 유전자의 이중나선 중 하나를 없애고 자신이 거기에 있어야 한다는 것이다. 침입한 세포의 핵 속에 넣기 때문에 세포가 분열을 되풀이해도 옮겨진 유전자정보는 연속적으로 끊임없이 발휘될 수 있다는 장점이 있다. 한편, 단점은 세포핵의 속까지 운반해야 하므로 성공률이 낮다는 것이다.

이에 비해 DNA 바이러스인 아데노바이러스는 원래 이중나선 구조의 유전자정보를 가지고 있기 때문에 세포 속으로 운반이 가능하다면 효력을 발휘할 수 있다는 것이 특징이다. 즉 핵의 속까지 들어가지 않아도 좋다는 것이다. 다만 세포가 분열할 때마다 유전자정보가 약해진다는 단점이 있다. 레트로바이러스와 반대로 성공률은 높지만 유전자의 효력은 일과성(一過性)이라는 것이다.

어느 바이러스를 사용한 유전자치료가 더 효과적인지는 질병 상황이나 개인에 따라 차이가 있다. 그래서 우열을 가리기 어렵지만 일반적으로 아데노바이러스가 암치료에 적당하다. 옮기고 싶은 유전정보는 암억제유전자, 즉 암세포 분열을 멈추게 하는 것이기 때문이다.

레트로바이러스의 장점은 분열하고 나서도 옮겨진 유전자가 효력을 계속 발휘하는 것이다. 원래 분열을 멈추는 것이 목적인 암의 유전자치료에는 그 장점이 별로 활용되지 않는다.

그렇다고 해도 시한부 2개월이라고 선고받았던 말기 악성림프종 환자가 레트로바이러스를 사용한 유전자치료를 했더니 암이 완전히 나았다는 등 레트로바이러스에 의한 유전자치료로 극적으로 효과가 있었던 예를 몇 가지 알고 있다. 그래서 우선 아데노바이러스를 사용하는 유전자치료를 실시하고, 그래도 효과를 볼 수 없다면 레트로바이러스로 교체한다는 유연한 사용방식을 취하고 있다.

● 유전자치료제의 종류

유전자치료는 유전자치료제를 암이 발생해 존재하는 암 덩어리에 직접 주사(국소주사)하거나 링거주사로 한다. 이 유전자치료제는 이른바 미승인약품이다. 일본에서 암에 대해 유전자치료의 임상시험을 진행하는 경우는 도쿄대학 의과학연구소의 토도 토모키(藤堂具紀) 교수팀이 뇌종양에 헤르페스바이러스(herpes virus)를 사용한 유전자치료제 연구를 하는 것이다. 뇌종양 중에서도 악성도가 높은 진행성 교아종(膠芽腫) 환자를 대상으로 행해지며, '제2상 시험(소수 환자를 대상으로 약의 유효성과 안전성을 알아보는 단계)'을 한다고 들었다.

일본에서는 토도 교수팀의 치료가 유일하지만, 미국에서는 몇 가지 유전자치료제가 치료의 마지막 단계인 '제3상 시험'에 들어

갔다고 하니 전면적으로 승인받는 것은 시간문제다.

그런데 실제로 세계에서 가장 먼저 유전자치료제가 승인된 나라는 중국이다. 중국에서는 두 가지 유전자치료약이 SFDA(국가식품약품감독관리국)에서 이미 승인되었다.

하나는 전술한 'p53유전자'를 아데노바이러스를 운반자로 해서 운송하는 '젠디신(Gendicine)'이다. 이 약제가 2003년 세계에서 처음으로 승인받았다. 또 하나는 'H101'이라는 유전자치료제다. 그밖에 여러 종류의 유전자치료제 치료가 행해지지만 국가 차원에서 승인한 유전자치료제는 이 두 가지뿐이다.

2003년 중국에서 p53유전자치료약 '젠디신'이 승인받고 나서 유럽이나 미국을 비롯한 세계 각국에서도 사용하기 시작했다.

● 유전자치료 효과가 나타나기 쉬운 암, 어려운 암

중국에서는 p53유전자치료제 젠디신을 7,000여 명에게 투여한 결과가 이미 보고되었다. 그에 따르면 편평상피암(扁平上皮癌)에는 잘 듣고 선암에는 별로 효과가 나타나지 않는다는 결과가 나타났다. 피부나 기관의 점막 표면에 생기는 암이 편평상피암이고 분비물을 내는 선조직에 생기는 암이 선암이라는 설명은 앞에서 하였다.

이는 내 클리닉에서 실시해온 결과와 같다. 유전자치료제는 위암이나 간장암, 대장암 등 선암이 생기기 쉬운 암에는 별로 효과가 나타나지 않지만, 식도암이나 인두암(咽頭癌), 설암(舌癌) 등 편평상피암에는 효과적이라는 사례가 있다.

특히 입에서 식도에 걸친 부분의 암에 한정하는 경우, 유전자치료를 용이하게 적용한다. 식도나 혀, 두경부는 체외에서 국소(局所)에 주사할 수 있는 부위인데다 유전자치료제를 직접 적용할 수 있어서 효과를 기대할 수 있기 때문이다.

● 부작용으로 일어나는 발열, 면역반응

미승인 유전자치료제라고 하면 기대하는 효과와 다른 하나는 부작용일 것이다. 현재까지 정상조직에 중대한 영향을 주거나 목숨이 걸린 것과 같은 중대한 문제는 보고되지 않았다. 바이러스의 독성은 없애고, 치료에 필요한 유전자를 운반하는 역할만 하도록 조작했기 때문에 바이러스가 독성을 발휘할 수 없다.

그러나 내용을 바꾼다 해도 바이러스를 사용하니까 체내의 면역세포나 정상조직이 '병원균'으로 착각해서 발열을 일으키거나 경련이나 구역질, 오한, 두통, 현기증이라는 면역반응을 일으키는 가벼운 부작용은 나타날 수 있다. 유전자치료 후 부작용이 30분~1

시간 이내에 나타나는 사람이 있는가 하면, 5~8시간 경과하고 나서 나타나는 사람, 다음 날 나타나는 사람 등 다양하다.

부작용의 정도, 증상도 사람에 따라 다양하므로 실제로 유전자 치료를 시작해봐야 알 수 있다. 따라서 처음에는 소량(2분의 1병)으로 시작하고, 상태를 관찰하며 점진적으로 실행한다.

또 유전자치료에서는 바이러스를 운반책으로 하여 유전자를 몸 안으로 옮기는데 p53유전자가 정상조직에 붙어도 괜찮을까? 이러한 의문에 답하는 것도 이제는 문제없다. p53유전자는 원래 정상적인 조직에도 갖추어져 있으며, 세포가 분열할 때 최종 확인기관과 같은 것이다. 즉 유전자의 복제실수가 일어났을 때 '잠시만 기다려!'라고 세포분열에 브레이크를 거는 유전자다.

암세포는 이 최종 확인기관이 제대로 작용하지 않기 때문에 제 멋대로 분열·증식한다. 새롭게 확실한 확인기관을 설치해준다면 세포가 막무가내로 분열할 수 없게 된다. 정상조직에서는 세포분열 시 복제실수 따위는 일어나지 않기 때문에 확인기관이 증가한다 해도 문제는 없다. 검문심사가 약간 엄격해졌기 때문에 이전까지라면 가볍게 통과하던 불량 유전자정보가 간과되지 않게 되어 좀 더 정상적인 세포만 증가하는 정도다. 즉, 좋은 영향은 있어도 나쁜 영향은 별로 없고 안전성도 문제없다.

● 유전자치료 클리닉을 선택하는 법

'암 유전자치료', '암 유전자치료 클리닉' 등의 검색어로 인터넷에서 검색해보면 꽤 많은 전문 홈페이지가 나온다. 유전자치료를 받고자 할 때는 다음과 같은 사항을 반드시 확인하고 나서 클리닉을 선택하기 바란다.

- ● 치료실적은 어느 정도 있는지 확인한다.

- ● 치료성적을 숫자로 제시했는지 확인한다.

- ● 유전자치료제의 라벨을 확인할 수 있는지 본다.

내 클리닉에서는 치료를 시작하기 전 반드시 지금까지 치료건수와 치료성적을 제시한다. 왜냐하면 환자가 치료법을 선택하는데 수치가 없다면 판단하기 어려울 거라고 생각했기 때문이다. 만약 '치료성적을 알려주세요', '지금까지 환자 몇 명에게 유전자치료를 했는지 알려주세요'라고 물어보았는데 숫자를 제시하지 않는 의료기관이라면 추천할 수 없다.

그리고 앰풀(주사액이 밀봉되어 있는 유리 용기)의 라벨을 보여달라고 하고, 어떤 약을 사용하는지까지 확인해보는 것이 필요하다. 만약 라벨도 붙어 있지 않은 약제를 사용한다면 의심해보는 것이 좋다.

온열요법

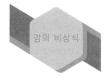

● 온열요법, 암에 효과 있는 두 가지 이유

암이 열에 약하다는 것은 2장 마지막 부분에서 설명했다. 온열요법은 이 암의 약점을 이용해서 암을 물리치는 치료법이다. 즉 몸이나 암세포를 따뜻하게 해서 열에 약한 암세포를 사멸시키는 치료법이다.

암세포는 분열·증식을 하려고 자기 전용의 새로운 혈관을 열심히 만들어 영양을 가로채려고 한다. 그러나 혈관은 부실공사한 것이라서 보통 혈관과 다르게 결함이 있다. 암세포가 만든 혈관은 영양보급은 할 수 있지만 체온에 대응해 확장하거나 수축해서 혈액 흐름을 조절할 수는 없다. 그래서 몸이나 암세포를 따뜻하게 하면 암세포는 상승하는 열을 해소할 수 없기 때문에 사멸한다.

또 하나, 온열요법이 암에 효과가 있는 이유가 있다. 체온이 40~42℃ 되면 인간은 몸속에서 '열 충격 단백질(heat shock protein)'이라는 단백질을 만드는데, 이 단백질이 스트레스 등으로 상처 입은 세포를 수복해주고, 면역력을 높여 암과 싸우는 강력한 힘을 가지고 있을 것이라고 주목하고 있다. 옛날부터 샤워보다는 욕조에 온몸을 담그는 것이 건강에 좋다고 알려져 있는데 매우 일리 있는 말이다.

● 집에서도 할 수 있는 온열요법

나가사키에서 클리닉을 하던 시절에는 맥반석을 쌓아서 만든 돔(dome) 형태의 온열요법 시설 안에 환자를 눕혀놓고 치료했다. 돔 형태의 사우나와 같은 시설이다. 맥반석은 물에 담그면 40종류 이상의 미네랄을 방출해서 물이 온천수처럼 되고, 가열하면 원적외선을 다량 내뿜어 주위를 따뜻하게 하는 특이한 암석이다. 중국에서는 옛날부터 한약재로 귀중하게 다루었다.

그러나 이 방법을 적용하려면 매번 환자가 직접 와야 했다. 이는 몸 상태가 안 좋은 환자에게는 힘든 일이었기 때문에 어떻게든 집에서 하도록 할 방법을 생각하다 두 가지 온열요법장치를 찾았다.

하나는 나가사키에서 사용하던 시설을 그대로 소형화한 것과 같은 장치다. 4인용 책상 정도 크기로, 밑에 맥반석을 깔고 그 위에 드러누울 수 있는 형태다. 위에서 덮은 돔 안쪽에는 탄소 시트가 붙어 있으며, 밑에서 나온 원적외선이 반사되어 사람이 위아래 중간에 끼어 있는 상태와 같은 장치다.

하지만 맥반석을 충분히 붙였기 때문에 효과는 좋았지만 환자가 돌 위에 누워야 하므로 아프고 뼈에 전이가 있는 사람에게는 사용할 수 없다는 문제가 있었다. 이 장치는 접이식이 아니므로 설치할 일정한 공간이 필요하다는 점도 문제가 되었다. 즉 효과는 다시없이 좋은데 사용하기가 다소 불편했다.

또 하나 발견한 것은 모포 형태의 장치다. 모포의 섬유 사이에 원적외선을 내뿜는 작고 얇은 돌이 다양하게 붙어 있으며 스위치를 켜면 늘어선 돌 밑에 있는 히터가 켜져서 원적외선이 나오도록 되어 있다. 보통 이불 위에 모포와 같이 덮어서 사용한다. 온도를 조절할 수 있어 원적외선 양을 바꾸는 것도 가능하다. 24시간 누워서 사용할 수 있고 사용하기 편했기 때문에 가격은 비교적 비쌌지만 환자들에게 인기가 있었다.

도쿄로 거점을 옮기고 치료를 시작했을 때는 이 두 가지 온열요법장치 중 하나를 골라주고 집에서 환자가 직접 하도록 권했다. 다만 소형 돔 형태 장치와 모포형 모두 가격이 다소 비쌌다. 그래서 최근에는 새로운 방법을 추천하는데, 항산화도판욕(抗酸化陶板浴)이 그것이다. 리버스용액(reverse solution)이라는 특수한 용액을 이겨서 넣고 만든 널빤지형 도자기를 깔아놓은 마루에 누워서 몸을 따뜻하게 하는 온열욕을 말한다. 이 도자기에도 원적외선 효과가 있다.

항산화도판욕은 리버스공법이라는 특수한 시공방법으로 만들어져서 실온이 42~43°C인데도 습도는 낮고 무더위를 느끼지 않는다. 그래서 몸에 부담이 적어 말기암 환자도 사용하기 쉬울 거라고 생각한다. 나도 체험해봤는데 짧은 시간에도 몸속까지 따뜻해져서 아주 상쾌하게 느껴졌다. 쉽게 갈 수 있는 장소에 도판욕 시설이 있는 경우에는 온열장치를 구입하는 것보다 항산화도판욕을 적극적으로 추천한다.

● 항산화도판욕으로 암과 공존하는 환자

70대 남성인 아다치(足立) 씨는 동일본대지진이 일어난 2011년 전립선암과 폐암이 발견되었다. 전립선암에는 호르몬요법을 하고 폐암은 수술을 받았지만 다음 해에는 림프절로 전이했다. 분자표

적치료제를 사용해 치료받고 심한 부작용도 없이 평온하게 지내 왔는데, 2013년에는 두부(頭部), 2014년에는 부신(副腎)에 전이된 것이 발견되었다.

아다치 씨가 나에게 온 것은 그때쯤이었다. 병원 주치의의 추천에 따라 항암제치료를 시작했지만 계속 이를 해야 하는지 망설이고 있었다.

'망설이고 있다'는 말을 듣고 무척 안타깝게 생각하면서도 '망설인다면 시간낭비니 돌아가세요. 항암제치료를 받고 비실거리게 된 다음에 오십시오'라고 전했다. 나중에 아다치 씨한테 물어봤더니 그렇게 말하는 바람에 망설임이 사라져서 오히려 개운해졌다고 했다.

결국 항암제치료를 그만두기로 결단했기 때문에 좀 더 자세하게 향후 치료에 관해 상담했다. 여러 가지 이야기를 듣더니 치료에 많은 돈을 들일 수 없다고 해서 두 가지 방법을 추천해주었다. 하나는 제대로 먹고 체력을 높여 면역력을 올리는 것이고 또 하나는 체온을 올리는 것이었다.

체온을 올리는 하나의 방법으로 항산화도판욕을 추천했더니 거의 이틀에 한 번 항산화도판욕 시설에 다닌다고 했다. 항암제치료를 그만두고 항산화도판욕에 다닌 지 1년이 채 안 되었지만, 지금까지 아다치 씨는 암과 잘 공존하고 있다. 무엇보다 항산화도판욕에 들어가 있는 동안은 아다치 씨에게는 더할 수 없는 행복한 시간이라고 했다. 체온을 올리는 것뿐만 아니라 면역력 증강에도 좋은 방법이라 기대하고 있다.

● 온천이나 사우나도 좋을까

온열요법의 기본은 몸을 따뜻하게 하는 것이므로 온구, 온천, 스티머(steamer), 적외선램프, 사우나도 넓은 의미로는 온열요법이다. '탕치(湯治, 온천에서 목욕하여 병을 고침)'라는 말 그대로, 몸을 따뜻하게 해서 병을 고치는 것은 옛날부터 행해지고 있다. 암의 치료라는 의미에서도 다소 효과는 있을 것이다.

다만 신체 깊숙한 곳까지 온도를 상승시키는 데 어느 정도 시간이 걸릴지가 중요 포인트다. 예를 들어 일반 사우나는 따뜻한 증기와 몸이 접촉하기만 하다보니 신체 표면온도는 높아지지만 심부온도는 그다지 올라가지 않는다.

41~42℃의 욕조에 담그면 점차 몸의 깊숙한 곳까지 따뜻해져 최종적으로는 심부온도가 41~42℃가 될 것이다. 그러나 거기까지 올리려면 30분에서 1시간이 걸린다. 체력이 고갈된 암 환자가 41~42℃의 욕조에 30분이나 1시간씩 계속 잠겨 있기는 상당히

힘들다. 체력이 제법 소모되기 때문이다. 체온을 올리는 장점과 체력을 빼앗기는 단점을 저울질했을 때 후자 쪽이 더 커진다면 의미가 없다.

앞에서 소개한 집에서 할 수 있는 온열요법장치도, 도판욕도 중요한 것은 원적외선을 사용한다는 것이다. 원적외선은 파장이 길어서 몸속 깊은 곳까지 침투할 수 있기 때문에 심부까지 따뜻하게 해준다. 게다가 에너지가 크고 단시간에 따뜻해진다.

10분 정도 들어가 있기만 해도 간장이나 신장 같은 신체의 깊숙한 곳에 있는 장기부터 전신을 순환하는 혈액이나 림프관까지 전부 온도를 올릴 수 있다. 그래서 사우나도 원적외선 사우나라면 몸속 깊은 곳까지 따뜻해지기 때문에 온열요법에 적당하다고 생각한다. 10분으로 따뜻해진다면 체력이 떨어지는 것도 그다지 걱정할 필요가 없다. 환자에게도 "조금 힘들어도 10분만 참아요"라고 말할 수 있다.

다만 폐암 환자는 예외다. 폐암 환자에게는 통상의 온열요법은 권할 수 없다. 폐는 공기 덩어리이기 때문이다. 온열요법으로 온몸을 따뜻하게 하면 다른 장기는 37°C, 38°C, 39°C, 40°C… 이런 식으로 서서히 오르는데, 폐는 단숨에 42~43°C까지 올라가버린다. 그래서 지나치게 따뜻하게 하면 암세포뿐만 아니라 정상적인 폐 조직까지 망가질 위험성이 높다. 이것은 온열요법을 실행하며 경험상 알게 된 것이다.

이전에는 폐암 환자에게도 다른 환자와 마찬가지로 온열요법을 권했다. 그러나 폐암 환자에 한해서는 짧은 시간이라도 녹초가 되는 사람이 계속 나왔다. 왜 그럴까 고민하며 '폐는 공기를 내쉬고 들이쉼을 하는 장기이기 때문이 아닐까?'라고 생각하게 됐다.

그래서 폐암 환자는 통상의 온열요법은 위험하므로 주의해야 한다. 수증기(mist) 사우나를 이용해 폐암 환자의 온열요법이 가능한지 검토 중이다.

● 부분적으로만 따뜻하게 하면 역효과

온열요법은 병원에서도 도입하는 곳이 늘고 있어서 '서모트론(Thermotron)'이라는 기계를 이용한 치료가 행해지고 있다. 이것은 '전자파 온열요법'으로 보험적용도 된다. 다만 여기서 아주 중요한 주의사항이 있다. 보험이 적용되는 온열요법은 암이 있는 부분을 노리는 국소적 온열요법이며, 온몸을 따뜻하게 하는 것이 아니라는 사실이다.

암이 있는 곳을 부분적으로 따뜻하게 하는 국소온열은 암 1기나 2기 단계, 즉 암세포가 확실히 국소에 한정되는 경우에는 유효하다. 그러나 내 클리닉에 오는 암 3기, 4기 환자에게는 권할 수 없다. 오히려 역효과가 크다고 생각하기 때문이다.

3기, 4기의 진행한 암이 되면 원발병소나 전이장소뿐만 아니라 작은 암세포가 전신에 퍼져 있을 가능성이 있다. 그러면 암으로 부어 있는(浮腫) 부분만 따뜻하게 하는 것은 화산의 분화구만 처리하는 것과 같다. 분화구 밑에서는 마그마(magma)가 잇달아 새로운 암세포를 만들고 있다. 그 전체를 따뜻하게 하고 암세포가 도망칠 수 있는 장소를 만들지 않는 것이 중요하다.

그렇게 하지 않으면 새로 만들어지는 암세포 중 열에 강한 성질을 획득한 암세포가 나타나게 된다. 항암제를 계속 받는 사이에 약제내성을 지닌 암세포가 생겨나는 것과 마찬가지로, 약점이었던 열에 대해서도 내성을 획득한 암세포가 반드시 출현할 가능성이 있기 때문이다.

실제로 어떤 유방암 환자는 온열요법이 좋다는 말을 듣고 일회용 손난로로 부어 있는 부분을 국소적으로 따뜻하게 했다. 처음에는 부종이 없어져 기뻐했는데 얼마 지나지 않아 암이 세력을 만회해서 따뜻하게 해도 이후부터는 효과가 없게 되었다고 한다.

일부 암세포만 제거한다면 반드시 그 치료는 효과가 없어진다. 이것은 모든 치료에 공통적으로 말할 수 있는 부분이다. 그래서 나는 국소 온열요법에는 반대한다. 온열요법을 할 때는 신체의 부분만 따뜻하게 하지 않도록 주의해야 한다.

● 조기암의 표준치료와 조합

지금까지 말기암치료법에 관해 설명했다. 이 장 마지막에 암 1기나 2기의 조기암치료에 관해서도 간략히게 언급한다.

앞에서 몇 번 설명한 것처럼 암이 1기나 2기 상태라면 수술, 항암제, 방사선치료의 조합이라는 표준치료로 80~90%라는 높은 치유율을 얻을 수 있다. 그래서 우리 클리닉에 오는 환자에게 '우리 치료는 말기암 환자를 대상으로 하니 암 1, 2기 상태라면 지금까지 병원에서 받아온 표준치료를 받으라'고 권한다.

그중에는 항암제에 대해 필요 이상으로 나쁜 선입견을 가지고 있는 환자도 있다. 백혈병이나 악성림프종에는 항암제가 효과가 있다는 사실을 알려주는데도 '항암제치료만은 받고 싶지 않다'고 내 클리닉에 오는 사람도 있다.

나는 진행암에 대한 항암제치료에는 반대하지만, 모든 항암제치료를 부정하는 것은 아니다. 항암제가 듣는 암이라면 표준적 치료로 시작하는 것이 좋다고 생각한다.

여기서 중요한 것은 조기치료에 무엇을 선택하느냐다. 5년 생존율이 높다는 것은 목숨을 건질 전망이 높다는 얘기다. 그렇다면 치료 후에도 되도록 변함없이 생활할 수 있게 하고 싶다. 내가 환자라면 좀 더 작은 상처(나중에 흉터로 남음)로 수술해주는 병원을 고른다.

즉 개복수술이나 개흉수술보다 적극적으로 내시경수술을 하는 외과를 찾아 진찰하고, 어떻게 해서든 내시경으로 암을 적출할 수 있는지 알아본다. 내시경수술은 환자의 몸에 몇 밀리미터(mm)에서 2cm 정도 작은 구멍을 몇 군데 내고, 내시경과 가느다란 수술기구를 넣어 하는 수술을 말한다.

다만 내시경수술은 원칙적으로 점막상에 있는 암을 대상으로 한다. 따라서 점막하(粘膜下)까지 암이 퍼져 있는 경우는 내시경수술 적응에서 제외된다.

그런데 내시경수술을 선택할 수 없는 경우는 어떻게 할까? 수술이 좋은지, 아니면 3차원 핀포인트(pin point) 방사선요법*이라는 특수한 방사선치료, 전립선암이나 직장암 등이라면 소규모적인 방사선치료 등 좀 더 효과적인 치료법이 있는지 자세히 알아보아 정보를 모으고 담당의사와 상의할 것을 추천한다.

그때 포인트는 정상조직을 되도록이면 다치지 않게 하며, 암을

---

* 3차원 핀포인트(pin point) 방사선요법: 종래에는 2차원적으로 광선(방사선)을 쬐어 치료하는 것에서 다방향에서 암조직에 방사선을 쬐어(조사) 암세포를 제거하는 요법이다. - 옮긴이

근절하는 효과가 좀 더 높은 쪽을 선택하는 것이다. 그러려면 담당의사의 실력도 중요하다. 정말로 이 사람에게 목숨을 맡겨도 좋은지 환자 자신이 제대로 판별해야 한다.

게다가 만약 나 자신이 1기나 2기 암 상태라고 한다면, 4장에서 소개하는 것과 같은 서플리먼트에 의한 전신상태 개선이나 면역세포를 돕는 단백질 보급 그리고 수술 시 유전자치료나 면역요법도 추가하는 방법을 생각할 것이다.

서플리먼트와 영양(단백질) 이야기는 다음 장에서 하고 여기서는 수술에 유전자치료나 면역요법을 추가하는 방법을 설명한다.

● 암을 직접 겨냥하는 면역·유전자치료

유전자치료나 면역요법은 일반적으로 체외에서 주사를 놓거나 링거로 실행한다. 그런데 내시경수술을 받는다고 한다면 수술하는 것과 겸하여 유전자치료제나 배양해서 증식한 NK세포를 내시경치료용 가이드와이어(guide wire, 치료기구를 목적 부분까지 이끄는 것)라는 기구를 사용해 직접 암이 생긴 부분에 주사하는 것이 기술상 가능하다.

식도나 위, 십이지장, 대장은 대부분 내시경으로 수술할 수 있고, 마찬가지로 폐도 기관지내시경(입이나 코에서 기관이나 기관지 안에 삽입하는 내시경의 일종)을 사용해 안쪽에서 직접 시술받을 수 있다. 또는 복강경(배에 구멍을 뚫고 삽입하는 내시경)을 사용한다면 간장이나 신장, 췌장, 자궁, 난소 등 배 주변에 있는 장기에 직접 약을 넣을 수 있어서 대부분 장기를 수술할 수 있다.

내시경을 사용해 유전자치료제나 NK세포를 투입하는 방법이 체외에서 주사 또는 링거로 넣는 것보다 치료성적은 좋다. 표적이 되는 곳에 직접 보낼 수 있으니 당연하다. 예를 들어 링거로 혈관에 넣으면 온몸으로 순환하기 때문에 보내고 싶은 곳의 농도를 높이려면 많이 넣어야 한다.

한편 직접 보내는 것은 적은 양의 약제로 농도를 높일 수 있다는 점에서 유리하다. 또한 약을 덜 사용하면 경제적이므로 역시 장점이다.

그런데 문제가 하나 있다. 일본에서 내시경수술이나 기관지경 하의 치료는 보험진료인데, 유전자치료나 면역요법은 비보험진료라는 점이다. 보험진료와 비보험진료를 동시에 하는 것은 '혼합진료'가 되어 원칙적으로 할 수 없다는 점이 문제다. 나는 내시경수술에 유전자치료나 면역요법을 조합할 수 있다면 치료성적이 극적으로 향상될 거라고 생각한다. 가까운 장래에 반드시 제도를 개선해주기를 바란다.

그렇다면 현실적으로는 혼합진료가 인정받지 못하기 때문에 절대로 할 수 없느냐면 꼭 그렇지는 않다. 그것은 모두 비보험진료로 하는 것이다. 내 클리닉과 같이 유전자치료나 면역요법을 하는 의료기관에는 내시경치료를 하는 설비가 있고, 내시경을 다루는 의사가 있으니 비보험진료로 한다면 문제가 없다.

우리 클리닉에서는 2016년에 내시경 설비를 도입했으며 도쿄대학의 비상근 내시경전문의사가 와서 진료한다. 내시경을 사용해 직접 암 환부에 면역요법, 유전자치료를 하게 되면 말기암치료도 좀 더 성적이 좋아질 거라고 예상한다.

'암'이라는 말을 듣게 되면 누구나 크게 놀란다. 불안한 마음에 당장 치료받아야 한다고 생각하게 되는 것은 인지상정이다. 그러나 조기암이라면 시간이 충분하다. 그렇게 갑자기 암이 커지는 일은 없으니 너무 조마조마할 필요는 없다.

암치료는 '정보전'이기도 하다. 서둘러 수술을 받아야겠다고 안절부절못하는 태도보다는 '좋은 치료법이 있는지 최신 정보를 되도록 많이 모아 최선의 치료법을 선택한다'는 마음 자세가 더 중요하다.

4장

암치료를 바꾼
서플리먼트와
안정요오드수

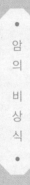

암의
비상식

왜
서플리먼트인가

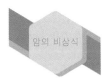

3장에서는 면역요법, 유전자치료, 온열요법이라는 세 가지 치료법을 소개했다. 이것들은 어느 것이나 단독으로 사용해 암을 물리칠 수 있는 것은 아니며, 세 종류를 적절하게 조합해 치료에 적용해야 한다. 최근에는 이러한 치료를 실행하기 전에 서플리먼트를 사용하는 사례가 늘고 있다. 즉, 대부분의 경우에서 서플리먼트를 사용해 암 환자의 몸 상태를 개선하는 것과 병행한다.

서플리먼트에 대해 어떤 이미지를 가지고 있나? 서플리먼트라고 하면 '좋은지 나쁜지 알 수 없다', '미심쩍다'고 하는 사람이 있을지도 모른다. 나도 처음에는 반신반의했다. 그리고 적어도 최첨

단의료에 관여해온 의료자, 임상의사로서 좋아하지 않았다는 것이 솔직한 표현이다.

어떤 서플리먼트가 좋다고 말하면 '제조사로부터 돈을 받는 것이 아닌가?' 아니면 '돈을 벌기 위해서일 것이다'라고 오해받을 수 있다. 그래서 상당히 좋다고 확신하지 않으면 언급하는 것 자체는 물론, 사용하는 것도 삼가야 한다고 생각했다.

그러나 점차 서플리먼트를 사용할 수밖에 없게 되었다. 말기암 환자나 그 가족이 내 클리닉에 상담하러 와야 하는데 환자 본인은 체력이 떨어져 통원할 수 없다거나, 병원에 입원 중이라서 빠져나올 수 없는 상황이 계속되었기 때문이다.

남의 병원에 가서 주사나 링거를 놓아주는 것은 의료법으로나 상도의상으로도 안 되는 일이다. 면역요법을 해주기 위해 피를 뽑으려고 해도 병원에서 거절당한다. 모포형 온열요법장치를 사용하는 것 정도는 문제가 없기 때문에 할 수 있지만, 유전자치료와 면역요법은 할 수 없다.

나의 암치료에서는 세 가지 치료가 조합되어야만 위력을 발휘하게 되는데, 온열요법만으로는 당연히 말기암을 고칠 수 없다. 체력이 떨어져 통원치료를 할 수 없는 데다가 다른 병원에 입원 중인 환자들에게 뭔가 해줄 것이 없을까? 환자가 입원하고 있는 병원에 폐가 되지 않고, 의사법이나 약사법에도 위반되지 않는 방법은 없을까?

그렇게 모색하다가 의약품이 아닌 것을 섭취하게 하고, 조금이라도 몸 상태가 좋아지면 퇴원해서 우리 클리닉에 오라고 하면 된다는 생각에 이르렀다. 서플리먼트라면 물이나 음식물과 마찬가지로 환자가 자기 책임으로 먹으므로 입원 중인 병원에서 아무런 간섭도 하지 않는다.

이와 같은 경위로 암에 효과적인 서플리먼트를 찾기 시작했다. 마침 클리닉을 도쿄로 이전한 후 서플리먼트에 관한 정보를 많이 모을 수 있게 된 것도 이를 가능하게 했다.

99% 서플리먼트는
말기암에
효과가 없다

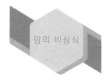

암의 비상식

내가 서플리먼트에 대해 기대하는 것은 완전히 탈진할 정도로 허약해진 환자의 몸 상태를 개선하고, 환자가 최소한 밖에 나가 산책할 수 있는 정도의 체력을 회복해주는 것이다.

말기암 환자가 음식을 섭취할 수도 없게 되고 탈진해 녹초가 되어버리는 이유는 장내(腸內) 환경이 매우 나빠졌기 때문이다. 그 결과 장에 정체된 노폐물에서 발생한 암모니아 등의 독소가 혈액 속으로 흘러들어가 온몸을 순환하며 전신상태를 악화시키게 된다. 또 하나 암세포가 방출하는 활성산소가 혈액을 타고 온몸을 순환하는 것도 큰 원인 중 하나다.

나는 나빠진 장내환경을 개선하는 것과 활성산소를 제거하는 것 두 가지 기능을 하는 서플리먼트를 찾는 것을 목표로 했다. 그리고 다양한 것을 적용하는 시도를 거듭하였다. 좋다고 알려진 것 중 암 환자에 대한 실적이 있는 것들을 하나씩 시험했다.

그 덕분에 세상에는 서플리먼트가 정말 많다는 사실을 알게 되었다. 그러나 99% 서플리먼트는 유감스럽지만 효과가 없었다. 끈기 있게 찾던 중 드디어 정말 좋다고 판단할 수 있는 것들을 발견했다. 그것은 다음과 같은 세 가지다.

● 유산균 청량음료수 '장내세균 코커스(coccus, 구균(球菌)), EfAD101 주'(이하 구균)

● 백금 팔라듐(palladium)을 콜로이드화(colloid, 교질(膠質))한 항산화용액 (이하 항산화음료)

● 후코이단(Fucoidan)을 혼입한 나노 버블화 수소수(이하 후코이단 혼입수소수)

현시점에서 장내세균을 개선하려면 구균, 활성산소를 제거하려면 항산화음료, 아니면 후코이단 혼입수소수(混入水素水)가 가장 유효하다고 판단했다.

현재 내 클리닉에서는 이 세 가지를 조합해서 말기암 환자에게 적용한다. 세 가지 서플리먼트에 관해서 좀 더 구체적으로 설명하겠다.

장내환경을
정비하는 '구균'

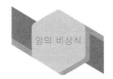

● 왜 장내세균인가

온몸의 상태가 극도로 나빠진 말기암 환자는 예외 없이 장내세균 상태도 나빠져 있다. 며칠씩 대변이 나오지 않아 대부분 변비가 왔고, 장내에는 숙변이 쌓여 있다. 가령 입맛이 없어졌기 때문에 먹을 수 없게 되고, 아무것도 먹지 않아도 숙변은 쌓이게 된다. 소장의 상피세포는 매일 탈락(脫落)하여 교체되는데, 탈락한 장상피세포(腸上皮細胞)가 다른 것들과 함께 노폐물이 되어 장내에 쌓이기 때문이다.

암세포에서도 불필요한 것을 분비하는데 이것도 역시 노폐물이

되어 장내에 정체하게 된다. 그런데 이를 대변으로 배설시키지 않는다면 장내에 쌓여 숙변의 근원이 된다.

숙변이 쌓이면 장내에서 좋은 역할을 하는 유익균(有益菌)이 줄고 나쁜 역할을 하는 유해균(有害菌)이 증가하기 때문에 더욱 부패가 진행되고, 독성가스나 노폐물이 더 쌓인다. 그 결과 부패된 물질 일부는 혈관에 흡수되어 혈액순환 경로를 따라 온몸을 돌아다니게 된다.

그러면 암모니아나 질소 등 노폐물이 온몸에 순환됨으로써 전신의 세포, 조직, 기관, 장기 등의 기능이 심각하게 떨어진다. 그 증상으로 나타나는 것은 심한 두통과 현기증, 권태감 등 다양하다. 특히 뇌에는 매우 좋지 않다.

한편 암과 싸우는 면역계 상황도 생각해보자. 우선 소장을 경유해 각 장기와 전신을 순환하는 면역세포는 대부분 부패한 노폐물에서 발생하는 독성가스나 유해물질이 우글거리는 장을 통과해 지나가지 않으면 안 된다. 게다가 유해물질이 혈액 속으로 흡수되기 때문에 면역세포의 기능도 저하된다. 그 결과 암조직이 증식하는 속도가 더욱 빨라지게 한다.

이와 같은 상태가 계속되면 암세포가 몸에 나쁜 물질을 더 방출해내고, 그것들이 노폐물이 되어 독성물질이 발생하는 악순환이

148

계속되는 상황이 끊임없이 반복된다.

그러면 '암성악액질(Cancer Cachexia)'이라는 상태가 말기암 환자에게 나타나게 된다. '악액질(惡液質)'이라는 말은 영양불량으로 온몸이 쇠약해져 피골이 상접한 상태를 가리키는 의학용어다. 암이 진행되면 근육이 빠지고 너무 야위게 되어 피골이 상접한 상태가 된다.

이러한 암성악액질이라는 상태에 빠지는 까닭은 매일 교체되는 소장의 상피세포나 암조직이 방출하는 유해물질 등이 장에 쌓여 숙변이 되고, 유해물질이 혈액의 흐름을 타고 온몸을 돌아다녀 정상세포가 약해지기 때문이다. 즉 숙변에 부패된 노폐물이 장(腸)에 쌓이는 것이 암성악액질을 일으키는 원인이다.

● 암 환자 변비 해소에 도움이 안 되는 유산균

말기암으로 전신상태가 극심하게 나빠져 쇠약해진 환자는 무엇보다도 장에 쌓여 있는 숙변을 배설해야 한다. 그러려면 장을 매우 강력하게 움직여주는 것이 필요하다. 그래서 생각해낸 것이 구균(球菌)이다.

노폐물이 장에 쌓이면 장의 신경이 마비되어 결국 장이 움직이지 않게 된다. 그 결과 변비로 이어지게 된다. 변비가 되면 더욱 나쁜 노폐물질이 쌓여 부패되면서 장의 연동운동이 멈추게 된다.

이와 같은 악순환을 끊으려면 강력한 힘으로 장을 움직여야 한다. 그렇다면 마비되어 있는 장을 강력하게 움직여주는 자극물질에는 무엇이 있을까? 변비에 좋다고 알려진 것은 세상에 많다. 요구르트가 좋다거나 유산균음료가 좋다거나 변비에 효과가 있는 차라거나 여러 가지 상품이 있다. 다이어트 목적으로 판매되는 상품도 많다.

그런데 이러한 것들은 어느 정도 건강한 사람의 장에 좋다는 말이다. 콜타르(coal tar) 같은 숙변의 부패로 마비상태에 놓인 말기 암 환자의 장을 움직이게 할 정도의 효과는 없다. 따라서 슈퍼마켓이나 편의점에서 판매하는 것들은 암 환자에게 전혀 도움이 되지 않는다.

장내세균을 개선한다는 명목으로 팔리는 상품은 국내에서만 수백 종류나 된다. 나는 그중에서 강력하게 작용할 것 같은 제품을 100여 종류로 압축했다. 그리고 판매하는 회사에 연락하여 '암 환자에게는 어느 정도 실적이 있습니까?'라고 상세하게 확인하는 작업을 했다. 이렇게 하는 가운데 '암이 고쳐졌다'는 실적이 있다는 10여 종류로 좁혀갔다.

그 열 종류를 가지고 '이제 오늘을 넘기기 어려울지도 모릅니다', '내일일지도 모릅니다'라는 상태로 병원침대에 누워 있는 암성악액질 환자에게 시도해봤는데, 거의 모두 효과가 없었다. 그래서 암 환자들은 병원 주치의가 언제까지 산다고 선고했던 때가 되니 사망했다.

그중에서 성적이 가장 좋고 강력하게 장을 움직이는 힘이 있다고 판단한 것이 구균(coccus)이다.

● 장내세균으로 면역계를 바꿀 수 있다는 최초의 임상연구

이야기가 약간 빗나가지만, '장내세균을 개선하면 전신상태도 개선할 수 있고, 면역기능을 올릴 수 있지 않을까'라고 생각하게 된 계기는 내가 이전에 장내세균과 알레르기(allergy)에 관해 연구했기 때문이다.

원래 내 전문이 알레르기성 질환이었기 때문에 '어떻게 하면 알레르기를 예방할 수 있을까' 하는 연구에 언제나 관심이 많았다. 어느 날 '장내세균을 바꾸면 알레르기를 예방할 수 있지 않을까' 하는 아이디어로 구마모토현 오구니 마을에서 태어난 지 얼마 안 되는 아기들을 대상으로 장내환경과 알레르기 발생에 관해 연구한 적이 있다.

우선 알레르기가 없는 아이와 아토피(atopy)성 피부염이 발생한 아이를 비교해 대변 속의 장내세균에 차이가 있는지 알아봤더니 유익균과 유해균의 비율이 현격하게 차이가 났다. 알레르기가 발생하지 않은 아이는 유익균인 유산균의 비율이 높고 유해균인 병원성대장균이 적었다.

그래서 '유산균을 늘려주면 알레르기를 예방할 수 있다'는 가설을 설정하였다. 실험 설계는 태어난 지 얼마 안 되는 아기를 두 그룹으로 나눠 한쪽은 우유에 유산균을 섞어서 먹이고, 또 한쪽에는 플라세보(placebo)로 밀가루를 섞어서 먹인 다음 알레르기가 나타나는 모양을 비교했다.

모두 600명을 3~6년 추적조사하였는데, 밀가루를 섞은 우유를 마신 아이들이, 즉 보통으로 자란 아이들의 경우 30% 정도에서 알레르기가 나타났다. 이것은 일본에서 태어난 아이들의 평균과 똑같다. 한편 유산균을 섞은 우유를 마시고 자란 아이들은 불과 몇 퍼센트만 알레르기가 나타났다. 유산균을 증가시켜 알레르기를 억제할 수 있다는 것이었다.

이것은 '장내세균으로 면역계를 바꿀 수 있다'는 가능성을 시사한 실험으로, 사람을 대상으로 한 세계 최초 연구가 되었다. 이러한 경험이 있었기에 '알레르기에도 효과적이었으므로 암 환자의 장내세균 패턴을 바꾸면 면역계도 바꿀 수 있지 않겠는가?'라는 생각에 이르게 된 것이다.

● 위독했던 환자가 걸어서 화장실에 가다

말기암 환자 이야기로 돌아가자. 구균의 효과는 이르면 12시간 정도, 평균적으로 하루, 이틀 사이에 나타난다. 초기에 이 구균 제품은 분말제제밖에 없었기 때문에 환자가 섭취하기 힘들었다. 식욕은커녕 물조차 거의 마시지 못하고 의식도 몽롱한 상태인 환자에게 '분말을 입에 넣고 물로 삼키세요'라고 하면 환자가 힘들어했다. 그런데 얼마 후 다행히 액체형태 제품이 개발되어 현재는 이 구균을 사용한다.

음료수 타입이라면 물 주전자를 사용해 입으로 마실 수도 있고, 위루*를 만든 환자나 코에 튜브(tube)를 연결해 영양식(유동식)을 넣는(경비위관영양이라고 함) 환자라면 거기에 섞으면 된다. 한 병에 50mL들이를 하루 6~10병 마시는데, 이르면 12시간도 지나지 않아 큰 소리와 함께 대변이 나온다.

기억에 선명하게 남아 있는 사례 중에는 말기 간장암 환자였던 타카하시 씨(50대, 여성)가 있다. 간장은 침묵의 장기라고 불리는 것처럼 초기에는 증상이 거의 없다. 타카하시 씨도 암이 진행될

---

* 입으로 음식물을 충분히 섭취할 수 없는 경우 배의 피부를 통하여 위나 소장에 직접 관을 삽입하는 것. 위루술(Percutaneous Gastrostomy)은 위장관의 기능은 정상이지만 먹고 삼키지 못하는 환자, 즉 연하곤란. 음식 섭취 시 흡인 가능성이 있는 환자에게 장기간 관을 통한 음식 섭취가 필요할 때 시행한다.

때까지 몰랐다. 암을 알아차렸을 때는 이미 암이 전이되어 온몸의 피부에 황달이 생기고 대화는커녕 가족이 말을 걸어도 반응조차 잘하지 못하는 상태였다.

암센터에 입원했는데 그대로라면 살릴 수 없다고 생각한 남편이 내 클리닉에 상담하러 찾아왔다. 주치의에게서 '오늘을 넘기지 못할지도 모른다'는 말을 들었다며 '제발 살려달라'고 간절하게 애원하였다. 타카하시 씨는 당시 젊었기 때문에 아무것도 하지 않은 채 그대로 죽음을 맞이해야 한다는 것은 아무래도 견딜 수 없었을 것이다.

남편한테 타카하시 씨 상태를 듣고 우선 숙변을 배설하는 것이 먼저라고 생각한 나는 "이 음료수를 튜브를 사용해 어떻게든 먹이세요"라고 하며 구균을 10병 건넸다. 병원으로 돌아간 남편은 "오늘밤을 넘길 수 없을 것 같으니 친척 모두를 불러주세요"라는 주치의 말을 들으면서도 구균 3병분을 억지로 목구멍으로 밀어넣었다.

그런 후 얼마 지나지 않아 그때까지 의식도 없고 몽롱한 상태였던 타카하시 씨가 갑자기 눈을 뜨고 의식을 되찾았다. 그리고 위생패드에 검은색 대변을 많이 봤다. 놀란 가족은 바로 호출기를 눌러 간호사를 불렀다. 간호사도 깜짝 놀란 것은 물론이다. 간호사가 영문도 모른 채 위생패드를 갈아주는데 그때까지 말을 시켜도 의식이 몽롱해서 반응조차 없었던 타카하시 씨가 벌떡 일어나더니 "아, 화장실에 가야 해!"라며 허겁지겁 링거 줄을 잡아 뜯고 총총걸음으로 화장실로 갔다.

나는 그 자리에 없었으니 여기까지는 남편한테 나중에 들었다. 그리고 다음 날 아침 "선생님! 호전되었습니다"라고 남편이 전화로 보고해주었다. 나도 급히 병원으로 달려갔더니 기다리는 사람은 병원의 의사들이었다.

"당신인가요? 타카하시 씨에게 뭔가를 한 사람이?"

"도대체 뭘 어떻게 한 거지요?"

나는 병실에서 의사 4명에 둘러싸여 잇달아 추궁당했다. 상당히 예상외의 일이었는지 또는 엄청나게 기분이 상했는지 추궁은 1시간이나 계속되었다. 게다가 타카하시 씨가 입원한 곳은 일반병실이라 다른 환자들도 다 듣고 있었다. 같은 방 환자들도 '오늘밤은 아무래도 힘들겠다'고 한 말을 들어 알고 있었으니 타카하시 씨가 호전된 모습에 매우 놀랐던 것 같다. 그러한 가운데 본인인 타카하시 씨는 배가 고프다며 식사를 요구해 아침식사를 했다. 그 후 퇴원해서 지금도 건강하게 살고 있다.

타카하시 씨는 지금까지 본 환자들 중에서도 단기간에 극적으로 개선된 예지만, 며칠 걸려 숙변을 배변함에 따라 몸 상태가 좋아진 사례는 자주 있다. 그래서 전신상태가 몹시 악화된 환자에게 먼저 해야 하는 일은 장내에 쌓인 숙변을 배설시켜 장내환경을 개선하는 것이다.

날뛰는
암세포를 봉쇄하는
'항산화음료수'

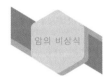

● 노구치 히데요가 고안한 백금 팔라듐

구균으로 전신상태가 조금이라도 좋아진다면, 다음에 필요한 일은 날뛰는 암세포를 얌전하게 하는 것이다. 그것과 더불어 정상세포를 지키기 위해서 활성산소를 중화하는 환원제를 쓴다. 항산화음료수와 후코이단, 수소수(水素水)가 섞여 있는 후코이단 혼입수소수를 구별해서 사용한다. 기본적으로는 위암이나 대장암 같은 소화기계 암에는 항산화음료수를 사용하고, 그 이외의 암에는 후코이단 혼입수소수를 사용한다. 이것에 관해서는 다음 장에서 자세하게 설명하겠다.

우선 항산화음료수(백금 팔라듐)부터 설명하겠다. 백금 팔라듐은 노구치 히데요(野口英世)가 고안하고, 그의 친구 이시즈카 사부로가 완성한, 백금과 팔라듐을 혼입한 활성산소제거제다.

여담이지만 나는 노구치라는 사람을 무척 존경한다. 대학교 입학시험의 면접에서 "자네는 왜 의학부에 들어가고 싶은가?"라는 질문을 받고 "노구치 히데요의 전기를 읽고 감동했기 때문이다"라고 대답했을 정도다. 면접관한테는 "도대체 어느 학원의 모범해답인가?"라고 의심받았지만 나는 진심이었다.

그는 어렸을 때 화상을 입은 일을 계기로 화학반응으로 불타는 것에 아주 집착했다고 한다. 물건이 불타는 것은 공기 속의 산소와 관련되기 때문인데, 체내에서도 산소가 탄수화물 등을 태운다는 사실은 메이지시대부터 알려져 있었다. 그리고 산소는 '체내에서 좋은 역할도 하지만 나쁜 역할도 하지 않을까'라고 생각하게 되었다.

당시는 아직 수퍼옥사이드(superoxide, 활성산소의 일종)라는 용어는 없었지만 산화력이 강한 것이 있는데, 노구치는 그것을 어떻게 하려면 금속이 도움이 될지도 모른다고 경험상 생각했다고 한다. 그는 의사가 된 뒤 치과의사인 치와키 모리노스케(血脇 守之助)의 소개로 타카야마 치과의학원(현재 도쿄치과대학) 근처에서 하숙했다고 한다. 그렇기 때문에 이시즈카를 비롯해 장래 치과의사를 목표로 하는 사람들과 교류하고, 치과치료를 하는 것을 보면서 공부했다. 그래서 노구치는 금속에 조예가 깊었다.

이러한 배경이 있어서 노구치가 '금속이 가지고 있는 환원력을 인체에 활용할 수 있지 않을까'라는 구상을 친구인 이시즈카와 연구 검토하였는데, 노구치가 죽은 후 이시즈카가 완성한 것이 백금 팔라듐 콜로이드다.

● 암조직을 감싸서 봉쇄하다

항산화음료수는 백금과 팔라듐이 섞인 검은색 액체다. 이는 원래 급성위장염 치료약으로 팔렸다. 백금과 팔라듐은 둘 다 가장 겉면의 껍데기 전자가 하나씩 모자라기 때문에 부족한 부분에 전자를 받는 '환원력'이 있는 금속이다.

그래서 암세포가 정상세포를 약하게 하려고 방출하는 활성산소에서 나온 전자를 받아들이고 중화할 수 있다. 게다가 백금과 팔라듐은 매우 안정된 금속이다. 입에서 목, 식도, 위, 소장, 대장까지 소화관을 지나가도 자기 자신은 전혀 변하지 않는다. 변하지 않기 때문에 소화기계 암 중에서 소화관 안에서 노출되어 있는 암의 경우, 항산화음료수를 마시면 직접 암에 작용할 수 있다.

예를 들어 소화기 안에 암이 있고, 암세포가 활성산소를 열심히 양산한다고 하자. 이때 항산화음료수를 마시면 이것이 목에서부터 식도, 위로 흘러들어가 암에 착 달라붙어 얇은 막을 만들고 활성산소를 완전히 봉쇄해준다.

이와 같은 발상에서 위암에 효과적일 거라는 생각이 들어서 우선 위암 환자에게 항산화음료수를 마시도록 했다. 그 결과는 대만족이었다. 진행한 위암 환자에게 먹였더니 암이 사라지지는 않았지만 상태가 무척 좋아졌다.

● 부축을 받으며 들어온 환자가 직접 운전을 하다

어떤 환자가 부축을 받으며 내 클리닉에 왔다. 경성암(硬性癌, Scirrhous carcinoma)으로 한 달 이상 제대로 식사도 못하고 있었다. 음식을 섭취하지 못하였기 때문에 혼자서는 서 있을 수 없을 정도로 쇠약해져 있었다.

항산화음료수는 1병에 6mL의 작은 병을 5병들이 1세트로 판매하는데, 당시는 한 박스에 12병이 1세트였다. 그래서 한 박스분, 즉 12병을 그 자리에서 마시라고 했다. 그랬더니 조금 전까지는 기운도 없고 기분도 안 좋아서 부축받아가며 겨우 걸었던 그 사람이 30분도 지나지 않아서 기분이 산뜻해지기 시작했다. 그리고 나직이 말한 한마디가 '갈비구이 도시락을 먹고 싶다'는 것이었다.

서둘러 직원에게 도시락 가게에 주문하라고 부탁해 갈비구이 도시락을 배달해줬더니 밥을 조금만 남기고 고기는 다 먹었다. 그리고 직접 차를 운전해서 돌아갔다.

이와 같은 변화에는 나도 솔직하게 말하면 놀랐다. 그러한 위암 환자의 경우, 이와 같은 극적인 변화를 보이는 일은 드물지 않다. 조금 전까지는 앉을 수도 없을 정도로 기운 없어 보였던 사람이 갑자기 기운을 내는 경우가 많다.

다만 항산화음료수는 암의 진행을 멈추거나 암을 고치는 것이 아니다. 어디까지나 구역질을 하거나 기분이 나빠지게 하는 원인인 활성산소를 봉쇄해준다는 것뿐이다. MRI나 CT 등 화상검사를 해보면 암은 그대로 남아 있다. 그러므로 항산화음료수만 계속 마시다가는 몸 상태가 다시 나쁘게 되돌아가게 된다는 사실을 기억해야 한다. 따라서 두 번째, 세 번째 대책을 세워두어야 한다. 그렇지만 위암을 비롯한 소화기암의 초기 상태를 개선하기에는 매우 유효하다.

수소로 암을
고칠 수 있다?

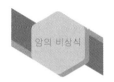

암의 비상식

● 수소수는 200억 엔 규모의 큰 시장

활성산소를 중화하려고 항산화음료수와 더불어 한 가지를 더 사용하는데, 그것이 후코이단 혼입수소수다. 수소수(水素水)는 수소를 주입한 물이다. 수소수는 구균이나 항산화음료수와 비교할 때 일반인에게도 친숙할 것이다. 미용이나 건강, 노화방지(anti-aging)를 위해 수소수를 마시는 사람도 있다.

수소수가 주목받게 된 계기는 일본의과대학 오타 시게오(太田成男)팀이 과학지 〈네이처 메디신(Nature Medicine)〉에 게재한 논문 때문이었다. 논문 내용은 수소가 유해한 활성산소 히드록실 라디

칼(hydroxyl radical)을 선택적으로 제거해준다는 것이다. 뇌경색을 일으킨 실험동물인 쥐(rat)에게 수소가스를 들이마시게 했더니 뇌의 장애가 개선되었다는 것 등으로, 온 세계 의사들에게 큰 충격을 줬다. 그리고 수소로 암을 고칠 수 있다는 것도 시사되었다.

이 논문을 계기로 국내외의 대학이나 연구기관에서 수소에 관한 연구가 성행했으며, 그 후 수많은 논문이 발표됐다. 그리고 수소수나 수소 서플리먼트, 수소수생성봉, 수소화장품 등 수소 관련 상품도 끊임없이 등장하고 있다. 지금은 수소 관련 상품의 시장규모가 무려 200억 엔을 넘는 수준에 이르렀다.

● 많은 수소수가 효과가 없는 이유

나는 관련 논문을 읽고 수소가 유해한 활성산소를 제거해준다는 것이 말기암 환자에게도 유효할 거라고 생각했다. 그래서 재빨리 도입해 시도해보았다. 1년간 수소수를 만드는 기계를 임대해서 시도한 것이다. 그 기계를 클리닉에 설치하고 환자 눈앞에서 쑥쑥 수소수를 만들어 환자들에게 줬는데 뜻밖에 효과가 없었다. 치료를 중지하고 수소수만으로 말기암에 얼마나 효과가 있는지 시도해본 적도 있지만 전혀 안 되었다. 그 이유는 단순한데, 물에 녹인 수소가 빠져나가버리기 때문이었다.

현재 시판되는 수소수 90% 이상은 송풍구로부터 수소가스를 쑥쑥 분출해 물에 녹이는 방식으로 만들어져 있다. 그런데 수소의 용해도는 거의 제로에 가깝고, 아주 극소량밖에 녹아 들어가지 않는다. 게다가 실내온도가 올라가면 더욱 용해되기 어렵게 된다.

이것은 탄산수와 똑같다. 탄산수를 흔들거나 따뜻하게 하면 뚜껑을 연 순간 탄산가스(이산화탄소)가 빠져나간다. 이것과 마찬가지로 수소수도 온도가 오르면 바로 빠져나간다.

수소는 확실히 좋을 텐데 왜 효과가 없는지 궁금했기 때문에 측정기로 수소의 양을 측정해봤다. 주입한 직후는 수소가 분명하게 들어가 있는데, 몇 분이 지나면 제로가 되어 완전히 빠져나간 것이 확인되었다. 수소가 효과가 없는 것이 아니라 수소가 들어가지 않았기 때문에 효과가 없었다는 말이다. 결국 '수소를 주입했던 물'이 다시 말하면 '맹물'로 되었다는 것이다.

그래서 같은 실수를 되풀이하지 않으려 시판 수소수를 비교·분석하였는데, 이때 발견한 것이 후코이단을 넣고 나노기포화(nano bubble)한 수소수였다. 나노기포수소수는 지름 80nm라는 초미세한 기포(=nano bubble)를 물속에 만들고, 용해되어 들어가기 어려운 기체를 고농도로 녹여 빠져나가기 어렵게 하는 '나노기포기술'를 적용해 만든 수소수다. 이 후코이단 혼입수소수를 만드는 회사는 나노기포기술로 특허를 취득하였는데, 1나노미터가 100만분의 1mm이니까 80nm라는 극히 작은 물방울이다,

후코이단 혼입수소수는 이 나노기포기술을 사용해 수소가 충만한 초미세한 거품을 물에 용해하고, 더불어 항암작용이 있다고 알려진 후코이단을 충분히 첨가한 제품이다.

참고로 후코이단(fucoidan)은 미역이나 다시마 등 표면의 미끈미끈한 부분에 많이 들어 있는 성분으로 암세포를 자살(apoptosis)로 유도하는 작용이나 암세포가 새로운 혈관을 만드는 것을 억제하는 작용, 환자 스스로 면역력을 높이는 작용이 있다고 알려지면서 기대를 받고 있다.

● 남은 수명이 짧은 췌장암에 특효

후코이단 혼입수소수를 사용하기 시작했더니 매우 좋은 효과가 나왔다. 말기암으로 선고되었음에도 후코이단 혼입수소수를 계속 마심으로써 몇 년이나 건강하게 사는 사람까지 나타났다.

미야자키 씨(60대, 여성)도 그런 사람이다. 그는 2.5cm 정도 췌장암이 발견되어 1년간 암 전문병원에서 치료받다가 내 클리닉을 찾아왔다. 클리닉에서 처음에는 3개월에 한 번 면역요법과 온열요법으로 치료를 했고, 1년 반 정도는 그렇게 해서 증상을 억제할

수 있었다. 다만 면역요법은 비용이 많이 들어 계속하기에는 어려웠다.

환자가 치료를 시작하고 1년 정도 지난 즈음 "조금 더 싸고 좋은 방법은 없을까요?"라고 솔직하게 물었다. 그 무렵 마침 후코이단 혼입수소수의 존재를 알게 되었고, 이것에 대한 효과 등 정보를 수집해서 '후코이단 혼입수소수만으로 몇 년이나 안정된 사람이 있는 것 같다'는 사실을 알게 된 시절이었다.

"암을 완치하기는 어려울지 모르지만, 후코이단 혼입수소수라는 것이 있다. 오랫동안 계속할 자신이 있는가?" 그렇게 질문했더니, "할 수 있을 것 같다"고 말하기에 면역요법을 그만두고 후코이단 혼입수소수만 마시도록 했다. 그러고 나서 1년 반이 지났는데 췌장에 잠복하던 암이 없어지지는 않았지만 커지지도 않고 완전히 안정된 상태로 지내고 있다.

미야자키 씨도 그렇지만 후코이단 혼입수소수는 특히 췌장암에 잘 든다는 느낌이 있다. 췌장암은 침윤이나 전이를 하기 쉬운 암이고, 암 중에서도 특히 고치기 어려운 암이다. 췌장암 사망자 수는 모든 암 중에서 다섯 번째로 많다. 췌장암에 걸린 사람 수에 대한 사망자 수의 비율이 매우 높다는 것이 특징이다. 조기암에서 말기암까지 합치면 5년 생존율은 10%도 되지 않는다.

췌장이라는 장기는 배의 깊숙한 곳에 있는데다 초기증상이 거의 없기 때문에 조기에 진단되는 일이 드물다. 따라서 발견되었을 때는 이미 진행되어 있으며, 80%가 1년 이내에 사망한다. 췌장암으로 2년을 생존할 수 있는 사람은 얼마 안 된다는 특징이 있다.

암 병원 의사들에게 물어봤더니 미야자키 씨와 같은 2.5cm의 췌장암인데 2년 이상 사는 사람은 본 적이 없다고 했다. 미야자키 씨는 2.5cm 췌장암이 발견된 지 3년 반이나 지났다. 계속 크기가 같다는 것은 진행이 억제되고 있다는 것이니 매우 놀랍다. 미야자키 씨도 아주 기뻐한 것은 물론이다.

그는 손자와 함께 지내는 시간이 즐거워 자주 손자를 돌보고 있다고 한다. 미야자키 씨를 보면서 둘도 없는 소중한 시간, 즐거운 시간을 보내는 사람은 강하다고 생각했다.

미야자키 씨 이외에도 후코이단 혼입수소수를 마시는 것만으로 2년 이상이나 안정된 상태로 있는 췌장암 환자는 많다. 검사를 해 보면 암이 없어진 것도 아니다. 그러나 더 진행하지도 않는다. 추론컨대 수소가 활성산소를 중화하고 후코이단이 암 진행을 억제하는 것 같다.

암세포를
공격하는
'안정요오드수'*

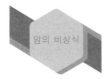

암의 비상식

● 옥도정기를 상처 소독약제로 사용하는 이유

구균, 항산화음료수, 후코이단 혼입수소수라는 세 가지 서플리
먼트는 장내환경을 개선한다. 또는 활성산소를 제거해 전신의 상
태를 개선하려는 것이 목적이었다. 이것들을 잘 사용해서 몸 상태
가 어느 정도 안정되면 제2탄으로 또 한 가지, 다른 목적으로 사

---

* 요오드(iodine)는 원자번호 53, 원자량 126.9의 원소다. 원소기호는 I로, 분자식은 I2로 표시되
는 2원자 분자인 요오드 단체(單體)의 호칭이다. 할로겐 원소의 하나로 분자량은 253.8, 융점은
113.6℃에서 상온 상압에서는 고체이지만 승화성이 있다. 고체의 결정계는 자흑색의 사방정계(斜
方晶系)로 반응성은 염소, 취소(Br)보다 작다. 물에는 잘 녹지 않지만 요오드화칼륨 수용액에 잘
녹는다. 옥소(沃素), 소독약으로 옥도정기 또는 요오드액이라고도 한다.

용하는 것이 있다. 그것은 안정요오드수(Shirakawa, 요오드)다.[*]

안정요오드수(水)를 사용하는 목적은 암세포를 직접 죽이는 것이다. 이것은 절대로 의약품이 아니지만 암세포를 죽이는 효과를 볼 수 있다. 안정요오드수는 1가의 음이온 요오드화물(iodide)을 안정된 수용액으로 하는 것으로, 요오드가 가지는 독성을 억제하고 요오드 농도를 정확하게 컨트롤한 것이다. 이것을 체내에 주입하거나 경구로 섭취할 수 있게 한다.

요오드는 옥도정기의 주된 성분으로 오래전부터 소독약으로 사용되고 있다. 요오드가 상처소독에 효과가 있는지 간략하게 언급하겠다. 요오드는 '할로겐족 원소'로 최외각에 전자가 하나 남는다. 이 남아 있는 전자를 방출해서 바이러스나 세균의 겉면 껍질에 부딪쳐 파괴한다. 그래서 살균·소독작용을 한다는 것이다.

예를 들어 손가락을 다쳤다고 하자. 다친 부분에 옥도정기를 바르면 살균작용으로 세균을 죽이는데, 어떻게 피부세포는 죽지 않고 세균만 선택적으로 죽일 수 있을까? 정상적인 세포는 '수퍼옥사이드 디스뮤타제(superoxide dismutase, SOD)'라는 효소를 가지고 있으므로 요오드가 발하는 전자를 중화할 수 있기 때문이다.

---

[*] 시라카와 박사가 개발해 안정화시킨 요오드수를 가리킨다.

옥도정기를 뿌려서 요오드가 전자를 대량 방출해도 정상적인 세포에서는 SOD가 닥치는 대로 중화해주기 때문에 손가락 세포에서는 아무 일도 일어나지 않는다.

SOD라는 효소는 2장에서도 등장했던 것을 기억해보기 바란다. 암은 아주 교활해서 우리보다도 한두 단계나 더 능란하게 이리저리 방어하면서 골탕을 먹이는 것처럼 보이지만 녀석에게도 약점은 있고, 최대 약점의 하나가 SOD를 가지고 있지 않다는 것이라고 소개했다.

안정요오드수는 '암은 SOD를 가지고 있지 않다'는 약점을 이용한 치료법이다. 안정요오드수를 마시면 요오드가 혈액 속에 들어가 정상세포에는 물론 암세포에도 도달한다. 정상세포에서는 요오드가 전자를 뿌려도 SOD가 제대로 지켜주므로 아무런 문제가 일어나지 않는다.

그러나 암세포는 SOD가 없기 때문에 요오드가 방출하는 전자를 방어할 수 없다. 날아다니며 부딪치는 전자의 공격으로 암세포를 구성하는 단백질이 갈기갈기 파괴되기 때문에 암세포는 생명활동을 유지할 수 없게 되어 사멸해간다. 즉 요오드가 암세포를 죽인다는 것이다.

안정요오드수는 일정한 농도의 요오드를 수용액 상태로 안정화한다. 옥도정기는 무기물(無機物)인 요오드, 즉 원소(元素) 자체인데 고농도이므로 그대로라면 체내에서 받아들일 수 없다. 왜냐하면 결후(結喉, 목의 중간에 있는 갑상연골이 돌기된 부분) 주위에 있는 갑상선을 파괴해버리기 때문이다. 갑상선은 신체의 신진대사를 활발하게 하는 '갑상선 호르몬'을 분비한다. 이 갑상선 호르몬의 주성분이 무기요오드다. 미역 같은 해조류를 먹으면 해조류에 함유되어 있는 무기요오드가 갑상선에 모여 갑상선 호르몬이 만들어진다.

그래서 무기요오드는 우리 몸에 필요한 원소이지만 무기요오드를 많이 섭취하면 갑상선에 모두 모여 갑상선 조직을 형성하고 있는 단백질에 흡착되어 갑상선을 파괴해버린다. 그러므로 많은 양의 무기요오드를 그대로 마실 수는 없기 때문에 안전한 농도의 요오드를 수용액 상태로 안정화할 필요가 있다.

즉 '안전(安全)한 농도'와 '안정(安定)한 수용액'이라는 두 가지 기술로 요오드가 갑상선 조직에 걸리지 않고 세포에만 받아들여지게 되고, 일정 시간이 지나면 몸 밖으로 나가게 된다. 실제로 복용한 후 2시간 정도 지나면 대부분 소변과 함께 체외로 배출된다.

● 요오드는 만능일까

안정요오드수는 경구 섭취나 주사 또는 링거로 체내에 투여한다. 안정요오드수는 효과가 뛰어나다. 어떤 종류의 암에도 효과가 있고 암 이외의 병, 예를 들어 복막염이나 천식, 신경통, 인지증(認知症), 류머티즘 등에도 효과가 있다.

그중에서도 가장 효과가 있는 것은 뇌다. 뇌에는 혈액뇌관문(blood-brain barrier, BBB)이라고 해서 뇌에 불필요한 것이 들어오지 않도록 방어하는 기능이 있다. 뇌는 인간의 몸 중추이기 때문에 혈액을 타고 이물질이 뇌 속에 들어간다면 전신에 치명적인 영향을 받게 된다. 그래서 조물주는 혈액뇌관문시스템을 장치한 것 같다. 그러한 결과로 대부분 약은 이 뇌의 관문을 통과할 수 없다. 한편 혈액뇌관문시스템 때문에 뇌의 신경계 질환 등의 치료에 장애가 되기도 한다.

그런데 안정요오드수는 뇌에도 확실히 들어간다. 암 중에도 치료하기가 가장 곤란한 것이 뇌에 전이한 암인데, 안정요오드수는 뇌에 전이한 암에도 효과가 아주 좋다. 내가 처음에 안정요오드수를 신뢰한 계기가 뇌 전이에 효과가 있다는 것 때문이었다.

암이 뇌에 전이하면 전이한 장소에 따라 나타나는 증상이 바뀐다. 예를 들어 언어중추에 전이가 있으면 말을 잘 할 수 없게 되거나 상대가 하는 말을 이해할 수 없게 되기도 해서 대화할 수 없게 된다. 그렇게 되면 우선 그런 증상을 알아차리는 사람은 그 환자의 가족이다. 본인은 자각하지 못하더라도 주위 사람이 "당신, 무엇을 말하는 거냐?"라며 알아차린다. 그리고 암이 진행되면 뇌압이 올라서 머리가 아프게 되고, 말하고 싶은 것을 자주 못 하게 되므로 그때야 본인도 이상하다고 자각하게 된다.

그러한 환자에게 안정요오드수를 마시게 하면 말이 또렷해진다. 안정요오드수가 효과를 나타내게 되면 암 덩어리가 작아지므로 뇌압이 떨어지고 뇌 기능도 점차 회복된다. 횡설수설할 수밖에 없던 사람이 점차 "선생님, 오늘은 기운이 좀 나요. 감사합니다"라고 또렷하게 말할 수 있게 되므로 CT를 안 찍어도 효과가 있다는 사실을 알 수 있을 정도다.

안정요오드수 또한 모든 사람에게 효과가 있는 것은 아니지만 개선되는 사람이 꽤 많다고 할 수 있다. 암이 뇌에 전이한 경우 항암제는 효과가 나타나기 어렵고, 면역요법이나 온열요법으로도 좀처럼 효과를 보기 어려운데 경험상 효과가 가장 좋은 것이 안정요오드수다.

안정요오드수는 담즙에 녹아서 나오는 경우가 많아서인지 담낭암, 담관암에도 효과가 좋다. 일본 국립암연구센터가 공표한 데이터를 보면 담낭암·담관암의 5년간 생존율은 20% 전후다. 그만큼 치료하기 매우 어려운 암이지만 안정요오드수의 치료성적은 무척 좋다.

안정요오드수는 그밖에 백혈병이나 악성림프종 같은 혈액의 암에도 효과가 좋다. 마실 수 있을 뿐만 아니라 링거로 혈관 안에 직접 넣을 수도 있는데, 혈관 안을 우글우글 헤엄치는 암세포에 고농도 안정요오드수를 흘려 넣을 수 있다. 그래서 주치의에게 이미 늦었다는 말을 들은 백혈병 등의 환자가 안정요오드수로 완전히 낫는 경우도 있다. 게다가 효과가 강력한 약이라면 반드시 있는 부작용도 거의 없이 암세포를 죽여주는 마법과 같은 서플리먼트다.

재즈가수인 차리트 씨(50대, 여성)도 안정요오드수로 암이 없어졌다. 그는 기침이 멈추지 않아서 병원에 가서 CT를 찍었더니 폐에 선명하게 암이 나타나 보였다고 한다. 종양 마커(marker) 수치도 점차 올라가서 지인의 소개로 내 클리닉에 왔다. 가수에게 폐는 중요하다. "폐활량이 떨어지면 가수 생명은 끝입니다. 어떻게 해서든 자르지 않고 고쳐주세요." 그것이 차리트 씨의 간절한 소원이었다.

차리트 씨가 필리핀과 일본을 왔다 갔다 하는 바쁜 일정 속에서 계속할 수 있는 치료를 원해서 안정요오드수를 하루에 10mL만 마시게 했다. 6개월 정도 지난 뒤 CT를 찍었더니 폐에 있던 하얀

그림자가 완전히 사라졌으며 종양 마커의 수치도 내려갔다.

차리트 씨는 진행암이 아니었지만 가수라는 직업상 폐를 잘라내는 수술은 받을 수 없었으므로 안정요오드수로 치료했다. 나는 1~2기 암치료 경험이 적기 때문에 확실하게 말할 수는 없지만, 차리트 씨는 암이 완전히 사라졌다. 그리고 그녀는 지금도 가수로 활약하고 있다.

그런데 안정요오드수가 그렇게 효과가 있다면 왜 의약품으로 인정받을 수 없느냐고 이상하게 생각할 수 있다. 일본에서 요오드는 갑상선을 파괴하는 유해물질로 간주하기 때문에 무기요오드를 체내에 투여한다는 것, 더구나 마시거나 주사한다는 것은 인정되지 않는다.

그래서 의약품이 아닌데도 이상하게 효과가 있다는 신기한 상황이 되어버렸다. 값이 비싸기 때문에 의사 중에는 좋지 않게 보는 사람도 있다. 게다가 같은 요오드라도 어떤 것이나 품질이 담보되는 것은 아니라는 문제도 있다. 하지만 원래 정말 효과가 좋기 때문에 묻히는 것이 아깝다. 그래서 내 클리닉에서는 원내에 안정요오드수를 반자동으로 만들 수 있는 기계를 도입해 전 공정을 무균실험실(clean bench) 안에서 진행해 환자들에게 사용한다. 환자들을 위해서 맞춤식 서플리먼트(order made supplement)를 만드는 것이다. 앞으로는 전 공정을 자동으로 할 수 있는 기기도 도입할 예정이다.

　나는 현재 면역요법, 유전자치료, 온열요법 중에서 안정요오드수 치료를 주된 치료법으로 파악하고 있다. 누구나 치료법을 선택할 때 중요한 것은 다음 세 가지라고 생각한다.

① 효과가 있는가

② 힘들지 않은가(통증이나 부작용 등)

③ 비용은 얼마나 드는가

　이러한 점을 고려해서 치료법을 선택해야 한다. 이 세 요소의 관점에서 안정요오드수는 효과가 좋고 부작용이 거의 없으며, 면역요법 등과 비교해서 비용도 많이 들지 않으므로 비용 대 효과치가 높은 치료법이라고 할 수 있다.

● 식사요법은 실행하기가 어렵다

　지금까지 세 가지 서플리먼트와 안정요오드수에 관해 설명했다. 구균, 항산화음료수, 후코이단 혼입수소수라는 세 가지 서플리먼트로 전신상태를 개선하고 안정요오드수로 암세포를 직접 파괴한다. 이 같은 요법의 조합은 현재 내가 실행하는 치료 중에서 아주 큰 역할을 차지한다.

그러나 3년 정도 전까지는 면역요법, 유전자치료, 온열요법이라는 세 가지 치료법에 식사요법(식이요법)을 조합하여 말기암을 치료했다. 식사요법을 받아들인 가장 큰 목적은 식욕이나 투병의지를 끌어올리고 암에 대한 면역력을 높이며 설사나 변비를 해소해 몸의 토대를 만드는 것이었다. 즉 이전에는 몸 상태를 개선하기 위해 서플리먼트가 아닌 식사요법을 사용했다. 그러나 현재는 식사에 거의 구애받지 않는다.

식사요법의 중심은 현미다. 현미의 쌀겨에 함유된 다당류의 일종인 'RBA'라는 성분에는 면역을 활성화하는 강한 작용이 있다. 마찬가지로 쌀겨에 들어 있는 단백질의 일종인 'RBF'에는 암세포를 자살로 유도하는 항암작용이 있다고 알려져 있다. 나도 현미의 효과가 이론적으로는 옳다고 생각한다.

환자들 중에도 현미채식(macrobiotics)을 독자적으로 실천하는 사람이 많다. 현미채식은 현미를 중심으로 채소, 해조류, 콩류, 버섯류 등을 섭취하는 식사요법을 말한다.

나도 이전에는 현미채식을 하는 식사요법과 이온 미네랄 용액의 경구섭취(어려운 경우에는 직장에 투여)를 환자에게 추천했다. 게다가 '이것도 안 된다', '저것도 안 된다'고 식사제한을 엄격히 하면 점차 만들 수 있는 메뉴가 없어진다.

그렇게 되면 식사를 준비하는 사람이 '무엇을 만들어야 좋을지 모르겠다'고 노이로제(Neurose) 상태에 빠지게 된다. 또는 매일 비슷한 식사가 식탁에 나오면 먹는 사람이 식상하게 되어 식욕을 잃어버린다. 그러면 결국 환자나 가족이 곤란하게 되어 '어떻게 하면 좋을지 모르게 됐다'고 상담하는 일도 자주 있었다.

지금도 '식사로 암을 고친다'는 내용을 담은 책이 많이 나오고 베스트셀러가 된 책도 다수 있다. 그러한 책에서 정보를 얻어 식사요법을 실천하는 사람도 적지 않지만, 식사요법은 철저히 해도 효과는 좀처럼 나타나지 않는다.

식사요법의 궁극적 목적은 암을 굶주리게 몰아세우는 것이다. 그러나 환자 자신은 제대로 살아남아야 하니까 악조건에서 싸우게 된다. '나는 살아남고 암이 먼저 쇠약해져 굶어죽게 하려면 무얼 어떻게 먹어야 할까?'를 아주 정확하게 판단해야 한다. 그렇게 하려면 전문가의 지도를 받아야 하는데 이것이 너무 어렵다는 것이 솔직한 내 의견이다.

어중간한 식사요법으로는 잘되지 않고, 스스로 식사요법을 철저히 하려면 제한이 너무 많아서 노이로제가 된다. 많은 환자를 보면서 이런 딜레마를 느꼈는데, 앞에서 설명한 네 가지 서플리먼트를 만나게 되었다. 이것들을 사용하면 세세한 식사요법을 실천하지 않아도 상태를 개선할 수 있고, 무엇이든 덥석덥석 먹을 수 있게 된다는 사실을 알게 되었다. 그래서 식사에 관해서는 특히 제한하지 않게 되었다.

● 면역세포를 도와주는 단백질을 보급한다

식사제한은 하지 않지만 단백질을 많이 섭취하도록 환자에게 조언한다. 단백질은 면역세포가 암을 공격할 때 돕는 공격 재료가 되기 때문이다. 면역세포는 여러 가지 호르몬을 분비하면서 암세포를 공격한다. 그 호르몬의 주성분이 단백질이다. 단백질은 20종류 아미노산으로 구성되어 있는데, 그중 9종류는 체내에서 합성할 수 없다. 이를 필수아미노산이라고 하는데, 음식물에서 섭취해야 한다.

현미채식에 의한 식사요법을 철저히 하면 분명히 최초 1, 2년은 암의 기세가 약해진다. 암세포 군량 창고 공격이 성공적이라면 암은 가만히 있을 수밖에 없게 된다. 그러나 경험상 2, 3년 지나면 암의 기세가 증대되는 경우가 아주 많았다. 그래서 암이 갑자기 커진다. 그러면 현미 중심의 식사만으로는 단백질이 모자라게 된다.

단백질, 특히 필수아미노산이 부족하면 우리 몸이 취할 수 있는 선택지로는 단백질이 필요한 호르몬 만들기를 멈추거나, 어딘가의 근육을 분해해서 필요한 성분을 만들거나 둘 중 하나다. 신체 안에서 단백질이 가장 풍부한 곳은 허벅지 근육이므로 우선 허벅지 근육을 분해하기 시작한다. 그래서 암이 진행되면 갑자기 다리가 가늘어진다. 그렇게 되면 점차 계단 오르내리기가 힘들어지고, 결국 걸을 수 없게 된다.

그렇기 때문에 단백질은 아주 중요하다. 그중에서도 환자에게 강력하게 추천하는 것은 달걀이다. 달걀은 하루에 4개도 좋고 5개도 좋으니까 먹으라고 권한다. 달걀은 생으로 먹는 것보다 흡수가 잘되는 반숙으로 먹는 것을 가장 추천한다. 완숙 달걀은 중요한 단백질이 변성되어버린다. 또 콩이나 생선, 고기도 자주 먹으라고 추천한다.

한편 탄수화물은 먹을 수 있는 양이 한정되어 있는 말기암 환자에게는 별로 필요 없다. 조금밖에 먹을 수 없다면 탄수화물보다 단백질을 섭취하는 것이 좋다. 식사요법, 즉 식이요법에서는 면역세포가 암을 죽이기 위한 도구가 되는 단백질을 충분히 보급하는 것이 가장 중요한 포인트다.

어쨌든 식사는 이전처럼 제한하는 것이 아니라 단백질을 중심으로 먹을 수 있는 만큼 섭취하도록 한다. 그리고 몸의 토대를 만들기 위해 서플리먼트를 보충한다.

내가 서플리먼트를 암치료(면역요법이나 유전자치료) 전 단계에서 도입하고자 한 것은 '극도로 쇠약해진 상태로 암센터에 누워 있는 환자들에게 뭔가 해줄 수 있는 것이 없을까?'라고 고민한 것이 계기가 되었다. 입원 중인 환자뿐만 아니라 집에서 요양하는 환자에게도 서플리먼트를 먼저 조합한 뒤 치료를 시작하는 경우가 대부분이다.

구체적으로 어떤 순서로 치료를 진행하는지는 다음 장에서 자세하게 소개한다.

5장

시한부
선고를 받고도
약 60%가 치유된다

암
의

비
상
식

치유 가능성이
있는 사람,
없는 사람

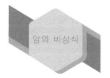

앞장에 이어 내 클리닉에서는 어떤 단계로 치료하는지 소개한다. 여기에서 소개하는 내용은 다른 암 전문클리닉에서도 공통으로 하는 부분이 많을 거라고 생각되니 참고하기 바란다.

내 클리닉에서 치료받기를 원하는 환자에게는 내원하기 전에 반드시 전화로 상담하라고 당부한다. 환자가 다니는 병원 선생님에게서 소개받은 경우에도 '내원하기 전에 반드시 전화로 상담을 먼저 하는 것'을 환자에게 전해달라고 한다.

우리가 전화 상담이라는 절차를 거치는 이유는 다음과 같다. 심신이 불편한데도 일부러 내원해 상담한 결과 아무래도 내 방식의 치료를 받아들이기 어렵다는 판단에 따라 마음을 바꾸는 환자도 있다.

그 이유의 하나는 암치료에 대한 사고방식이 맞지 않기 때문이다. 내 클리닉에서 하는 치료를 전혀 납득할 수 없다면 일부러 방문했다 해도 결국 헛걸음하게 된다.

또 내 클리닉에서는 3기나 4기의 진행암, 말기암치료를 전문으로 하지만 유감스럽게도 어떤 환자든 모두 치료할 수 있는 것은 아니다. 우리도 인간이기 때문에 치료에는 한계가 있다.

내 클리닉에서는 4장에서 소개했듯이 제1단계로 음료수 타입의 '구균'을 사용한다. 어떤 치료를 조합하더라도 몸속의 면역세포들이 활약해주지 않는다면 최종적으로 암세포를 모두 없애는 것은 불가능하다. 그래서 장내환경을 개선하는 1단계를 건너뛸 수는 없다는 것이 내 치료방침이다.

개중에는 장내 환경상태가 어느 정도 좋아서 '구균'을 사용할 필요가 없는 환자도 있다. 그러나 그렇지 않은 경우, 이 단계를 건너뛰고 다른 치료부터 시작한다면 면역계가 파괴된 상태이므로 호전되지 않는다. 그렇기 때문에 제1단계인 '구균'을 적용할 수 없다면 치료를 시작할 수 없다. 만약 입으로 마실 수 없는 상태라 해도 복부에 '위루관*'이 설치되어 있거나 'CV port**'가 있으면 그것을 통해 환자의 체내에 주입할 수 있다.

그런데 입으로 마시는 것도 불가능한 상태인데다가 위루나 CV port도 없다면 새로 설치하는 것을 검토하게 된다. 검사해서 살펴본 결과, 환자에게는 위루술을 견딜 만한 체력도 없는 상황이면 치료를 시작할 수 없다.

기타 암세포가 너무 증식해서 온몸의 기능이 이미 기능부전을 일으킨 경우에도 유감스럽지만 살릴 수 없다. 암의 최종 단계에서 직접적 사인은 대부분 간장과 신장기능의 부전이다.

간장에서 독소를 해독할 수 없게 되어 체내에 독소가 순환하는 상황이나 신장에서 독소를 몸 밖으로 배출할 수 없게 되어 온몸에 독소가 순환하는 상태가 환자가 암과 싸움에서 져서 사망하는 원인이다.

환자의 상태가 이런 상황이라면 치료를 하더라도 치유되기를 기대하기 어렵다. 그래서 다음과 같은 것이 치료가 가능한지 정하는 맨 처음 판단 기준이 된다.

---

* 위루관(Gastrostomy tube): 위장관의 기능은 정상이지만 정상적으로 먹고 삼키지 못하는 환자. 즉 연하곤란환자에게 장기간 음식 등의 영양을 공급하기 위해 배의 피부에 작은 구멍을 내고 위나 소장에 직접 삽입한 좁고 속이 빈 튜브를 말한다. - 옮긴이

** CV port(central venous port): '피하 매몰 방식의 중심 정맥포트'라고 번역되며 흉부의 중심정맥에 약물이나 영양제를 투여하기 위해 피하에 묻는 방식으로 설치한 장치다. - 옮긴이

● 액체를 환자의 체내에 어떻게 해서라도 투여하는 것이 가능한가?

● 전신의 장기가 기능부전 상태에 있는가?

이는 암이 아무리 침윤·전이해도 전신상태가 그다지 악화되어 있지 않다면 고칠 가능성이 있다는 말이 된다. 만약 환자가 3기, 4기 암으로 진행되었다면 가능한 한 빨리 치료 방향의 전환을 생각하기 바란다.

그래서 내 클리닉에서는 최초 전화상담에서 치료 가능성을 판단하기 위해서 환자나 가족에게 이야기를 듣고, 환자 용태가 어떤 상태인지 개요를 파악한다.

치료하기 어렵다고 판단되면 안타깝지만 전화 통화 시점에서 그 사실을 솔직하게 알려준다. 왜냐하면 환자나 그 가족이 치료가 가능할지도 모른다는 기대감을 갖게 하는 것이 오히려 좋지 않다고 생각하기 때문이다.

치유 가능성이 있다고 판단되는 경우 클리닉에 방문하도록 한다. 그렇지만 말기암 환자이므로 당연히 체력이 쇠약해져 기운이 없을 것이다. 또 병원에 입원 중이라서 외출하기 어렵다거나, 상태가 나빠서 클리닉까지 오기 어려우면 내가 환자가 입원한 병원으로 찾아가거나 환자가 있는 부근 찻집 등에서 만나는 경우도 있다.

환자 또는 환자 가족과 면담하는 이유는 환자 용태를 좀 더 자세하게 파악하기 위해서다.

- 통증은 있는가?

- 가장 견디기 어려운 증상은 어떤 것인가?

- 지금까지 어떤 치료를 받았는가?

- 향후 상태와 병상에 관해서 주치의에게 어떤 이야기를 들었는가?

- 주치의의 임상적 소견을 환자나 가족은 어떻게 받아들이는가? 등등

이와 더불어 환자나 그 가족에게 환자 상황을 듣고 정확히 판단하기 위해 치료받아온 의료기관의 진료기록카드 사본이나 화상 데이터, 검사 데이터, 소개장(진료정보제공서)을 가져오도록 해서 철저하게 분석할 필요가 있다.

이와 같이 분석과 검토를 한 다음 환자의 암이 치유될 가능성이 있는지 다시 판단함과 동시에 내 방법으로 치료받겠는지에 관한 환자

의 결단 의지를 파악하는 단계에 이르게 된다.

그런데 그 자리에서 결단하는 환자는 드물다. 대부분 일단 집으로 돌아가 가족과 상의한 다음 최종적으로 내 치료방법을 적용할지 결정한다. 그리고 이 환자가 다시 내 클리닉에 왔을 때 그에 맞는 치료계획을 세우고 제안한 후 치료를 시작하는 것이 내 방식의 말기암치료 과정(process)이다.

비용의 문제와
각오의 문제

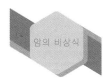

상담 전화를 한 뒤 치유 가능성이 있다고 판단되어 클리닉에 내원해 면담한 환자 가운데 실제로 우리 치료를 시작한 환자는 10명 중 1~2명에 불과하다. 실제로는 그렇게 많지 않다는 얘기다. 나머지 8~9명은 결국 치료를 단념하고 암센터 담당의사에게 돌아간다.

그렇다면 이 사람들은 왜 치료를 단념할까? 여러 가지 이유 중 가장 큰 것은 역시 치료비용 문제다.

서플리먼트도 면역요법이나 유전자치료, 온열요법도 모두 비보험진료이므로 암치료에 드는 비용은 환자 자신이 부담해야 한다.

비용이 구체적으로 얼마나 드는지는 나중에 다시 소개하겠지만, 보험진료와 비교하면 환자의 자기부담액이 많다는 것은 부정할 수 없는 사실이다.

또 하나 이유는 말기암 환자가 고민 끝에 최종적으로 암치료에 관해 권위 있는 병원을 선택하는 경우다. 환자 자신이 '역시 대학병원에서 진료하는 의사가 더 잘 보는 것이 당연한 것'이라고 판단하는 경우도 있다.

환자 본인이 '항암제가 아니라 말기암 전문 클리닉에서 치료받고 싶다'고 해도 가족이나 친척들이 '그만두는 것이 좋겠다', '큰 병원에서 치료하는 것이 확실하잖아' 등 강하게 설득해 단념하는 경우도 있다. 일반인의 판단으로는 나와 같은 작은 클리닉에서 진료하는 의사보다 대학병원이나 암 전문병원에 있는 의사들이 안심이 될 것이다.

이와 같은 상황을 안타깝게 생각할 때도 있지만, 치료는 의료를 받는 환자 측과 의료진 사이에 신뢰관계가 형성되지 않으면 원활하게 되지 않을 수도 있다. 또 '표준치료'라고 하는 암 3대 치료를 단번에 그만두고 치료 방향을 전환하는 결단에는 가령 치료성적이 좋다는 데이터가 있다 하더라도 환자로서는 각오가 필요할 것이다.

치료가
성공하기 위한
세 가지 조건

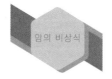

암의 비상식

나는 치료가 성공하려면 세 가지 조건이 있다고 생각한다. 그래서 이러한 조건이 갖춰지지 않으면 치료를 시작하지 않는다. 그 조건은 다음 세 가지다.

- 본인의 강한 의지

- 가족이나 친구 등 주위 사람들의 뒷받침

- 환자와 그 가족과 의료진의 신뢰관계 형성

첫 번째, '본인의 강한 의지'는 말할 필요도 없이 당연한 얘기다. '어떤 것을 하더라도 산다'는 강한 의지가 있는지 없는지는 무엇보다 중요하다.

두 번째, 가족이나 친구 등 환자 주위에 자기 일을 내던져서라도 환자를 뒷받침한다는 지원의 고리가 어느 정도 있느냐. 말기암이고 전신상태가 매우 나빠진 환자가 치료받으러 클리닉에 간다 해도 누군가 도와주는 사람이 없으면 곤란하다.

환자 본인이 원하는 것과 가족이 원하는 것이 일치하지 않는 경우는 많다. 환자 본인은 이제 포기하고 '남은 하루하루를 느긋하게 지내고 싶다', '돈을 써버리면 남은 가족에게 폐가 된다' 등을 생각하더라도 가족은 '아무것도 하지 않는다면 우리에게 후회가 남게 될 것'이라며 강하게 치료를 원하는 경우도 있다.

반대로, 환자 본인은 아직 포기하지 않았는데 가족이 "그렇게 돈이 여유가 있는 것도 아니고, 이제 무엇을 하더라도 소용이 없다"라는 말을 하는 경우도 있다. 극단적인 경우에는 "유산분할 방법까지 정했으니 이제 살리지 마세요"라고 솔직하게 말하는 이도 있다. 건강하게 되어도 곤란하니 이제 치료는 됐다며 환자를 데리고 돌아간 가족도 있었다.

어쨌든 환자와 가족의 의견이 일치하지 않으면 치료는 시작하지 않는다. 가족이 아무리 원해도 본인의 의지가 수반되지 않으면 치료를 도중에 포기할지도 모르기 때문이다. 반대로 본인의 의지를 존중해서 치료를 시작했지만 나중에 형제나 친척들이 와서 반대하여 중단하는 경우도 있다.

특히 나중에 옥신각신하는 상황이 벌어지기 쉬운 경우는 환자의 가족이나 친척 중 의료관계자가 있을 때다. 모처럼 환자 본인도 가족도 결심해서 적극적으로 치료를 시작하기로 했는데도 이튿날 '미안하다, 역시 안 되겠다'고 하는 경우도 있다. 그래서 그이유를 물어보면 친척인 의사에게 "왜 암전문병원의 치료를 그만두고 작은 클리닉 의사 말을 믿는가"라는 책망까지 듣고 설득당했다고 했다. 이렇듯 '친척인 의사'가 있는가 하면 '친척인 간호사', '친척인 약사'도 있다.

환자 주변에 있는 사람 중 목소리가 큰 의사를 비롯한 의료관계자가 하는 말에 좌우되는 사람은 많다. 그런데 의사라 해도 자기전문 분야 이외의 분야까지 깊은 지식을 가지고 책임질 수 있는 정확한 판단을 할 수 있을까? 꼭 그렇다고 단언할 수는 없다.

세 번째 조건은 환자나 그 가족과 의료진 사이에 신뢰관계가 형성되어 있느냐다. 우리 의사는 환자 상태를 보고, 듣고 나서 그 환자에게 가장 좋은 치료법을 제공한다. 만약 의사가 환자에게 신뢰를 받지 못한다면 환자가 서플리먼트나 처방한 약을 먹지 않고 몰래 휴지통에 버리는 일도 있을 수 있다. 이와 같은 사태가 일어나면 치료를 컨트롤할 수 없게 되는데, 그것은 서로에게 불행한 일이다.

내 클리닉에는 입원시설을 구비하지 않았다. 모든 환자를 재택이나 통원치료로 하기 때문에 환자에게는 아침·낮·저녁의 식사 내용이나 서플리먼트 섭취 상황, 하루 한 번 체중과 가슴둘레·복부둘레를 측정한 결과를 노트에 기록해달라고 당부한다. 그렇게 해서 환자가 식사를 어떻게 하는지, 서플리먼트를 제대로 섭취하는지, 체중은 줄지 않는지, 흉수나 복수가 차 있지는 않은지 등을 확인한다.

이와 같은 방법이 성립할 수 있는 것도 환자를 믿기 때문이다. 만약 노트 내용에 거짓이 있다면 적절한 조언을 할 수 없게 되는 것은 당연한 일이다.

자식들의 지원으로
시한부 1개월에
시작한 환자

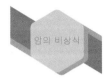

말기 위암으로 주치의에게 '길어야 1개월'이라는 선고성 소견을 듣고 내 클리닉을 찾아온 미야와키 씨(50대 여성)는 두 아들의 지원을 받으며 치료를 시작했다.

미야와키 씨는 위 상태가 안 좋고 소화불량이 계속되었다. 병원에서 검사했더니 10cm가 넘는 매우 큰 암 덩어리가 위에서 발견되었다. '지스트(GIST)'라고 해서 위 안쪽을 덮고 있는 점막 아래에 생기는 암이었다.

"앞으로 1~2개월밖에 살 수 없을 것이다." 이것이 암센터 주치의의 소견이었다. 가족과 대화를 나누며 수술을 받더라도 어려울 것 같다고 판단했지만 포기하지 않았다. 미야와키 씨는 50대 중반이라서 아직 젊고 자식들도 20대와 30대였다. "어머니가 돌아가신다면 우리는 살아갈 의미가 없어요. 우리가 벌어서 치료비를 댈 테니 걱정하지 마세요"라고 아들들이 적극적으로 설득했다.

그렇게 하여 미야와키 씨가 선택한 것은 '구균'이었다. '구균'의 분말형을 날마다 하루에 섭취할 수 있는 한계량까지 마셨는데, 매달 치료비는 50만 엔(한화로 약 500만 원) 정도 들었다. 그것을 두 아들이 지불했다. 급료를 많이 받는 것도 아닌 젊은 아들들에게 치료비는 결코 싼 것이 아니었다. 그러나 어머니 목숨과 바꿀 수 없다며 두 아들이 지탱해주었다.

그러한 아들들의 마음을 받아들인 환자도 치료를 적극적으로 받았기 때문에 결과는 양호했다. '이제 1~2개월밖에…'라고 암센터 주치의가 시한부를 선고했는데 위 상태도 완전히 좋아져 1년 정도는 아무 증상도 나타나지 않았다.

그렇다고 위에 생긴 종양이 작아진 것도 아니었다. 1년을 지난 무렵부터 암 덩어리 일부에 염증이 생기고 출혈에 따른 빈혈을 세 번 정도 일으켰다. 그러나 그때마다 수혈하면 컨디션이 완전히 좋아져 기운을 다시 찾았다.

그와 같이 하면서 1년 반이 지났다. 여전히 거대한 암이 존재하지만 가끔 일으키는 빈혈 이외에는 신기할 정도로 아무런 증상이 나타나지 않았다. 집으로 왕진을 가면 1일분 고기요리를 싹 먹어 치우기도 했다.

수혈하려고 전에 입원했던 병원에도 가는데 "당신은 어떤 치료를 받는가?", "그렇게 큰 암 덩어리가 있으면 이렇듯 길게 살 수 없을 텐데"라고 미야와키 씨의 상태를 알고 있는 모든 의사가 신기하게 여기고 있다고 했다. 기적이라고 느끼는 것일까? 그러나 이와 같은 사례는 아주 흔하게 경험하고 있다.

치료는
어떤 식으로
진행될까

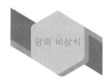

암의 비상식

그러면 여기서부터는 구체적인 치료 과정을 소개하겠다. 치료한다고 결정되면 처음에 하는 것은 전신상태 파악이다.

● 변비는 있는가

● 식사는 할 수 있는가

● 체온은 어느 정도인가

● 체중은 감소되어 있는가

이러한 것들을 체크하면서 전신상태 개선이 필요한지 판단한다. 전신상태 개선이 필요하다면 우선 '구균'을 마시게 하고, 장내 환경을 개선하려고 노력한다.

어느 정도 개선되면 '항산화음료수', 아니면 '후코이단 혼입수소수'로 암세포가 내는 활성산소를 중화하고 더욱 상태가 안정되면 '안정요오드수'로 암조직을 격퇴한다.

이렇게 서플리먼트를 사용하고 나서 치료를 진행함과 동시에 생각해야 하는 것이 유전자치료를 적용하느냐다. 서플리먼트의 효과가 나타나기까지는 다소 시간이 걸린다.

면역요법을 시작한다면 채혈해서 NK세포를 배양하는 기간이 2, 3주일 필요하다. 즉 치료를 본격적으로 하기까지는 아무래도 시간 차이가 생긴다. 그동안 암세포가 더욱 증가해서 상태가 악화될 가능성이 있다고 판단되면 유전자치료를 실시한다. 쉽게 말하면, 암이 너무 많을 때는 암세포 분열을 멈추게 하려고 유전자치료를 적용한다.

이 때문에 전신상태를 파악함과 동시에 체내에 암세포가 어느 정도 있는지도 파악한다. 구체적인 숫자를 측정할 수는 없지만 화상진단이나 종양표지자의 결과를 근거로 매우 많은지, 아니면 그다지 많지 않은지 개략을 파악할 수 있다. 그런 후 유전자치료가 필요한지 판단한다.

이와 더불어 체온의 변화나 환자의 영양상태를 관찰하고 온열요법이 필요한지, 또 적용이 가능한지를 판단한다. 체온이 낮으면 몸이 암세포에 유리한 상태로 되어 있다는 뜻이므로 기본적으로는 온열요법을 선택하여 적용하고 싶다. 그러나 체온이 낮아도 거의 먹을 수 없는 상태여서 영양보급이 어려운 경우에는 온열요법을 피할 수밖에 없다.

치료는 100% 아니면 0%라는 세계가 아니다. 대부분 유리한 것도 있고 불리한 것도 있다. 온열요법도 체온을 올려서 암을 파괴한다는 유익한 점이 있는가 하면, 체온을 올리기 위해 칼로리를 많이 소비하게 되어 체중이 준다는 불이익도 있다. 체온을 올려서 암세포를 죽도록 하는 유익한 점은 있지만, 그것과 비례하는 정도로 체중이 떨어지는 손해가 있다면 온열요법을 적용하는 것은 의미가 없게 된다.

또 몸을 따뜻하게 하면 땀을 많이 흘린다. 따라서 그만큼 수분을 보급해주어야 한다. 신장기능에 장애가 있어서 수분을 많이 섭취하기가 어려운 경우에도 온열요법은 추천할 수 없다.

솔직하게 말하면 전에는 체력이 완전히 떨어져 있는 환자까지 포함해서 온열요법을 적용했던 때가 있다. 당시 나가사키에서 운영했던 클리닉에서 체재형태의 치료를 했다. 환자가 클리닉에서 가까운 숙박시설에 머물면서 매일 맥반석을 전면에 깐 돔형 사우나에 10분간 들어가 온열요법을 하도록 한 것이다. 그것을 2~3주 체재기간 중 매일 하도록 했다.

그러나 건강한 사람에게도 사우나 돔 속에 10분 동안 들어가 있는 것은 체력을 상당히 소모하는 힘든 일이다. 사우나 돔에 익숙하지 않은 사람은 열기를 견디기가 쉽지 않다. 하물며 말기암으로 여위고 체력이 극도로 떨어진 사람에게는 더욱 그렇다. 채 5분도 지나지 않아 "선생님! 힘들어요, 나가게 해주세요"라고 외쳐서 사우나에서 꺼내주기를 반복했다.

이렇게 어중간한 상태로 체온이 올라가지 않으면 암세포를 다 죽일 수 없다. 결과적으로 암은 다 죽일 수 없으면서 체력은 잃어버리게 된다. 이와 같은 상태에 빠져서는 효과를 얻기는커녕 체력이 급격하게 저하되는 환자도 있다.

이와 같은 쓰라린 경험을 거쳐 얻게 된 교훈은 체온을 올리는 것이 암에 효과가 있다고 해서 모든 사람이 그 대상이 되는 것은 아니라는 사실이다. 그래서 온열요법을 할지 안 할지는 환자가 열기의 부하를 견딜 만한 에너지를 섭취할 수 있는지, 잃어버린 수분을 보충할 수 있는지로 판단한다.

또한 면역요법은 치료의 핵심으로 이전에는 기본적으로 모든 환자에게 추천했다. 그러나 최근에는 면역요법을 병용하지 않는 사례도 늘고 있다. 면역요법을 적용할지 하지 않을지에 관한 선택지 중 하나는 경제적 문제다. 1회에 27만 엔(한화로 약 270만 원)이고, 기본적으로 6회 이상 실행하기 때문에 경제적으로 부담이 되는 것이 사실이다.

최근에는 인두암(咽頭癌)이나 식도암이 증가하고 있다. 이러한 암은 면적이 좁고 대부분 표층부에 생긴 편평상피암이다. 그래서 NK세포를 링거로 투여하는 것보다 암이 있는 부분에 직접 주사하는 것이 더 좋은 치료성적을 내고 있다. 또 유전자치료제를 직접 투여하거나 '항산화음료수'나 '안정요오드수'를 사용하는 것이 더욱 효과적인 경우도 있다.

면역요법은 간장이나 췌장 등 몸 깊숙한 곳에 있는 장기에는 상당히 효과가 크지만, 인두암이나 식도암같이 몸의 깊지 않은 부분에 발생한 국소적인 암에는 효율적인 치료라고 할 수 없다. 그래서 몸속 어느 부분에 생긴 암인지, 경제적 부담은 가능한지가 판단 기준이 된다.

면역요법을 한다고 정한다면 몇 번 정도, 어느 정도 빈도로 할지도 검토해야 한다. 이와 같이 면밀하게 검토한 후 면역요법으로 치료하기로 결정되면 채혈해서 NK세포를 분리 배양하는 순서로 진행하게 된다.

이러한 검토를 마치면 구체적인 치료계획을 수립한 후 실제 치료에 들어간다는 것이 클리닉에서 하는 암치료의 대략적 흐름이다.

효과가
나타나는 기준은
3개월

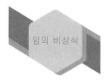

치료가 시작되면 수립한 계획에 따라 진행하고 1개월마다 효과를 확인한다. 초음파(echo)나 CT 등을 촬영하고 화상(畵像)을 통해 치료가 잘되는지 객관적으로 판단한다. 잘되는 것 같으면 그대로 진행하고, 효과를 확인할 수 없으면 다른 치료법으로 변경하거나 투여하는 양을 늘리는 등 좀 더 타당한 방법을 검토한다.

예를 들어, 치료가 잘되어간다 하더라도 치료 시작 1개월이라면 암세포가 화상상에서 사라지는 일은 거의 없다. 항암제의 경우, 잘된다면 암세포의 DNA나 세포막을 짤깍 튕겨서 사멸하지만 내가 추천하는 것은 면역세포가 암세포를 덥석덥석 먹어치우는 완만한 치료다. 암세포가 어느 정도 크기로 쑥 줄어들기까지 걸리는 최단기간은 한 달이다. 길면 2~3개월 걸린다.

그래서 치료를 시작하기 전에 '3개월간 시간을 주세요'라고 환자에게 알려준다. 치료효과가 나타난다는 증거(evidence)를 내기까지는 3개월 정도 걸린다고 알려주는 것이다.

최초 3개월은 서플리먼트, 유전자치료, 면역요법, 온열요법을 조합해 상당히 강하게 치료를 실시한다. 3개월이 지나고 나서 어느 정도 목표가 세워지면 취사선택해간다.

이 시점에서 먼저 제외하는 것이 유전자치료다. 또 2주일에 한 번 또는 3주일에 한 번씩 하는 면역요법도 한 달에 1회 정도로 빈도를 낮춘다. 온열요법은 집 또는 가까운 항산화토판욕 시설에서 계속하도록 권하고, 서플리먼트요법도 지속적으로 한다.

6개월이 순조롭게 경과하게 된 시점에서 이번에는 면역요법도 멈추고 서플리먼트와 온열요법만으로 유지할 수 있는지 시도해본다. 이 두 가지로 3개월간 유지할 수 있다면, 다음 3개월(치료 개시 후 9~12개월)은 매일 서플리먼트 섭취량을 적정량까지 떨어뜨릴 수 있는지 관찰하면서 진행한다.

그렇게 1년 정도에 걸쳐 환자가 일상적인 생활을 할 수 있게 하고 이제 괜찮다고 할 수 있을 때까지 계속하는 것이 목표다.

치료에 드는
비용은
얼마일까

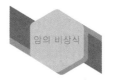

치료비용은 치료계획에 따라 각각 다르다. 가장 강하게 치료되는 최초 3개월간은 비용이 많이 들지만, 그 이후는 치료 내용에 따라 기본적으로 감소해간다.

여기서는 면역요법, 유전자치료, 온열요법, 서플리먼트요법 모두를 적용하는 경우를 상정해서 치료에 들어가는 비용을 소개한다. 실제로는 앞에서 설명한 것처럼 환자 상태나 원하는 것(경제적 상황도 포함해서)에 따라 치료 조합이 바뀐다. 모든 환자가 면역요법, 유전자치료, 온열요법, 서플리먼트를 완전하게 하는 것은 결코 아니다.

또 이것들은 모두 의료보험이 적용되지 않는 비보험진료다. 여기서 소개하는 비용은 우리 클리닉의 치료비용이며, 다른 의료기관에서 치료받을 경우에는 각각 의료기관에 따라 다르다.

우선 면역요법은 1회에 27만 엔이다. 면역요법은 기본적으로 한 쿠르(kur)*에 6회 실시한다. 왜냐하면 6회 동안 계속해야 생존율이 오른다는 연구결과가 있기 때문이다. 그 연구결과를 근거로 해서 최저 6회는 실시하는 것이 일반적이다. 1회에 27만 엔이고, 1쿠르에 6회이므로 27만 엔×6＝162만 엔(한화로 약 162만 원)이 든다.

유전자치료는 1회에 16만 2,000엔이다. 유전자치료는 3~5회 실시한다. 5회 치료했다고 한다면 81만 엔 정도 든다.

온열요법은 매일 집에서 할 수 있도록 장치를 구입한 환자도 있다. 3장에서 소개한 것처럼 두 종류 장치가 있으며, 소형 돔형이 30만 엔, 모포형이 60만 엔이다. 항산화토판욕 시설에 가서 이용하는 경우 1회에 1,000~2,000엔 정도다. 게다가 서플리먼트를 1개월 음용하는 비용이 5~10만 엔이고, 3개월에는 15~30만 엔 든다.

---

* kur(독일어)는 특정 치료를 계속할 경우 효과 또는 부작용을 관찰하기 위해 정해진 일정한 치료 기간으로, 원래는 치료라는 뜻이다. - 옮긴이

그래서 면역요법, 유전자치료, 온열요법, 서플리먼트를 전부 최대한으로 적용하는 경우 최초 3개월 동안 300만 엔 정도가 든다. 환자에게는 '상한으로 300만 엔 정도 치료비용이 들어가므로 최초 3개월 동안은 한 달에 100만 엔 정도를 예산으로 생각하라'는 안내를 해준다. 물론 이것은 모든 치료를 적용하는 경우의 금액이다. 환자 상태에 따라 필요한 치료로 바뀔 수 있고, 치료 내용에 따라 비용도 변동될 수 있겠지만, 예산 상한은 이 정도라는 것이다.

그리고 치료를 시작한 4개월째가 되면서 부담하게 되는 비용은 바뀐다. 매달 100만 엔을 계속해서 지불한다면 큰 부담일 것이다. 따라서 고비용 치료를 계속할 수 있는 사람은 적을 것이다.

그러나 4개월째 이후 유전자치료는 불필요하게 되고, 면역요법도 2~3주일에 한 번에서 한 달에 한 번 또는 2개월에 한 번으로 바뀐다. 온열요법은 장치를 처음 구입했다면 그 후 비용은 발생하지 않는다. 그렇게 되면 나머지는 서플리먼트 구입비가 드는 정도이며, 3개월 동안에 50만 엔 정도 든다고 생각하면 된다.

또한 치료개시 6개월 이후부터는 암치료가 순조롭게 효과적으로 진행되면 면역요법도 중지하게 되고 점차 서플리먼트 사용량도 감소되므로, 기본적으로 4개월째 이후부터는 모두 합쳐도 연간 100만 엔 정도 된다.

치료비용, 즉 돈에 관해서는 맨 처음 전화 상담을 하는 시점에서 알린다. 치료받을지 결정하려면 아무래도 무시할 수 없는 중요한 문제이기 때문이다. 경제적으로 아무래도 무리인데도 '이와 같은 치료가 있다'는 설명을 끝없이 듣는 것은 환자 정신건강에도 좋지 않다. 다만 앞에서 소개한 치료비용은 거듭 말하지만, 최선의 치료를 최대한으로 적용하는 경우다.

메디컬센터의 보험적용 치료를 받던 환자가 이제 더는 가능성이 없다는 주치의의 소견을 듣고 경제적 여유는 없지만 우리 클리닉에서 치료하기를 원하는 경우, 4장에서 소개한 미야자키 씨같이 그 사람이 부담할 수 있는 범위에서 가능한 치료를 한다. 한 달 2만엔 정도 서플리먼트를 계속하고 몸이 안정된 상태로 있는 사람도 있다. 또 돈은 치료를 시작하고 나서도 문제가 따르는 큰일이다.

나는 처음에 일반적인 병원과 같이 치료비를 나중에 받았다. 보통 의료보험진료와 같이 한 것이다. 치료받고 나서 지불하고 영수증을 받는 것이 병원 스타일이다. 그러나 치료 결과에도 불구하고 비용을 지불하지 않는 환자가 속출했다. 생사의 갈림길에서는 "돈은 얼마든지 낼 테니 어떻게 해서든 살려주세요"라고 말했던 환자나 가족이 치료를 받아 좋아지면 갑자기 불평하기 시작한다. "앞으로도 생활은 계속해야 하니 돈이 필요하다. 그렇게 많이 지불할 수 없다."

그래서 이번에는 선불로 바꾸었다. 참고로 외국 병원에서는 대부분 선불이다. 치료비를 내지 않으면 치료받을 수 없다는 나라도 많다. 치료 후 혼란스럽게 되는 것이 싫어서 '이러한 계획으로 치료하면 얼마 정도 비용이 발생한다'고 알리고 미리 돈을 맡겨놓도록 한 뒤 치료 후 남은 돈은 돌려주고 부족한 것은 더 받는 방법으로 바꾸어봤다.

그러나 이 방법도 잘되지 않았다. 역시 치료결과에 상관없이 '돈을 돌려주세요'라고 불평하는 경우가 많았다. 모처럼 치료가 잘되어도 돈 문제로 옥신각신하면 서로 산뜻하지 않았다.

이러한 경험을 거쳐 현재는 매달 지불하는 방식을 채용하고 있다. 치료일과 실행한 치료, 각 치료에 대한 비용을 정리한 명세서를 제시하고 매달 지불할 금액을 청구하는데, 환자가 충분히 납득한다면 다음 단계로 진행하는 형태다. 이 방법이라면 환자로서도 다음 달에는 비용이 어느 정도 들 거라는 예산도 세우기가 쉽기 때문에 현재까지 순조롭게 잘되고 있다.

암진단을
받았을 때
도움이 되는 보험

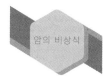

암의 비상식

최초 3개월간 300만 엔 정도, 4개월 이후는 합쳐서 연간 100만 엔 정도. 암치료에 이 정도 비용이 들어간다는 얘기를 듣게 되면 '비싸다'고 생각할까? 확실히 적은 비용은 아니다. 그러면 병원에서 받는 의료와 비교해 어느 쪽이 비용이 더 발생할까? 실제로는 별로 큰 차이가 없다. 오히려 암센터에서 받는 치료가 실제로 들어가는 비용은 많을지도 모른다.

의료보험을 적용하므로 환자가 지불하는 금액은 총의료비의 일부다. 일반적으로 70세 미만은 30%, 70~74세는 20%, 75세 이상은 10%다. 게다가 '고액요양비제도'라고 자기 부담액이 약 8만 엔(연령이나 소득에 따라 다름)을 넘으면 그 금액을 돌려주는 제도가 있다.

이러한 제도를 실시한 결과, 환자 자신이 병원에 지불하는 금액은 그렇게 많지 않아서 그것과 비교할 때 비보험진료는 비싸다고 느끼는 것이다. 그러나 국가가 지불하는 금액을 생각하면 앞에서 소개한 '3개월에 300만 엔'은 결코 비싸지 않다.

요즘은 민간보험을 이용해서 치료비를 지불하는 환자가 늘었다. 내가 말기암치료를 시작했을 때는 없었지만 '암 진단급부금'이라고 해서 암이라고 진단받은 시점에서 일정한 금액을 받을 수 있는 보험 서비스가 있다.

이전에는 '치료했음'이라는 증명서를 제출하면 돌려받을 수 있다는 흐름이었다. 그러나 암 진단급부금은 암이라고 알게 된 시점에서 100만 엔, 200만 엔이라는 금액을 받을 수 있어 환자에게 상당히 의지가 되는 서비스다. 내 환자 중에서도 이러한 급부금을 받아 치료비에 사용하거나 간호용 침대를 구입하거나 '지불준비금'으로 활용하는 사람이 많다.

기타 사망보험금의 일부 또는 전액을 생전에 받을 수 있는 제도도 있다. '시한부 6개월 이내'라고 말해졌을 때 받을 수 있는 특약도 있고 '남은 수명에 상관없이 표준적 치료를 모두 받았지만 효과가 없었다, 전신상태가 나빠서 받을 수 있는 치료가 없다, 효과를 기대할 수 있는 치료가 없다' 등의 경우에 받을 수 있는 특약도 있다.

이러한 보험은 역시 '막상 일이 닥쳤을 때' 든든한 지원군이 된다. 그러므로 암보험, 의료보험에 가입할 때는 어떤 조건으로 어느 정도 돈을 받는지 확실히 알아보는 것을 추천한다.

보험에 따라 치료에 드는 금액을 돌려받는 조건이 '지정 의료기관에 한정함'이라는 것도 있다. 그렇게 되면 지정되어 있는 의료기관 이외에서 면역요법을 하거나 유전자치료 등을 받아도 돈을 받을 수 없게 된다. 그 점도 주의해야 한다.

말기암도
집에서 치료가
가능한 시대

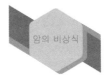

암의 비상식

　나가사키의 클리닉을 거점으로 말기암치료를 했던 3년 전까지
는 환자에게 나가사키에 오도록 해서 치료했지만 지금은 재택치
료를 기본으로 한다. 원래 우리 클리닉에는 입원 침대가 없다. 왕
진가방을 들고 정기적으로 환자 집을 방문하기 때문이다. 다만 앞
에서 소개한 미야와키 씨와 같이 중증 빈혈로 수혈이 필요하거나
상태가 악화했을 때는 입원해서 컨디션을 갖추는 것도 중요하다.

　그래서 환자에게는 원래 입원해 치료받는 병원 주치의와도 좋
은 관계를 유지하도록 당부한다. '항암제 등의 치료는 받지 않지
만 몸을 조리하고 싶다'는 이유만으로는 병원 주치의가 받아들이

지 못할 경우도 많기 때문에 내가 고개를 숙이고 입원을 받아들여주는 시설을 찾을 때도 있다.

처음에는 "이런 말기암 환자를 집에서 보는 것은 너무 무모하다", "항암제가 이렇다 저렇다 해서 우리 병원의 치료를 늦추는 환자를 '잘 부탁한다'는 것이 무슨 일인가?", "그러고도 당신이 의사인가?"라고 병원 의사들에게 비난을 많이 받았다. 지금은 이해해주고 협력해주는 의사와 병원도 생겼지만, 갑자기 입원치료가 필요하면 역시 부탁해서 입원시킨다.

환자 집에서 치료가 가능하게 된 배경에는 'CV port'의 존재가 있다. 피부 밑에 100엔 동전 정도 크기의 포트를 매립하고 거기서 약제나 영양제를 투여해서 사용한다.

CV port가 있으면 입으로 먹을 수 없을 때도 서플리먼트를 투여할 수 있다. 일반 중심정맥 카테터(catheter)는 엄중한 관리가 필요하기 때문에 입원치료가 기본이지만, CV port라면 관리하기가 쉬워 집에서 치료가 가능하다. 사용법만 가르쳐주면 환자나 가족도 사용할 수 있다.

말기암 환자들을 재택으로 볼 수 있게 된 것은 CV port가 최대 포인트라고 생각한다. 환자에게도 자기 집에 있을 수 있다는 것은 역시 영향이 크다.

다만 내 치료는 왕진 스타일로 하고 게다가 전국 다양한 장소에 왕진 가방을 들고 출장치료를 하기 때문에 한번에 볼 수 있는 환자는 15명 정도다.

말기암치료법을 확립해 널리 보급하는 것이 원래 목적이지만 나 혼자서 환자 수를 늘리는 것은 무리다. 따라서 클리닉에 입원 설비를 갖추는 것도 검토 중이지만, 나와 뜻이 같아 치료에 동참하는 동지가 늘어간다면 다행이겠다.

6장

2명 중 1명이
암에 걸리는 시대를
살아가려면

암
의
비
상
식

유전체질 빼고는
예방법을
말할 수 없다

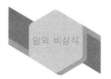

암의 비상식

앞에서는 말기암치료를 중심으로 설명했는데, 여기에서는 암 전반으로 눈길을 돌려 암을 예방하는 방법, 암을 조기에 발견하는 방법을 생각해본다.

암이라는 질병은 이제 우리 가까이에 있는 흔한 것이 되었다. 당신이 이 책을 손에 들고 있다는 것은 자기 자신 또는 가족 중 누군가가 암에 걸렸기 때문인지도 모르겠다.

예전에는 희소한 질병이었지만 요즘 들어서는 직장 동료나 선배, 친구, 이웃 사람 등 암에 걸렸다는 사람들을 주위에서 만날 수 있게 되었다. 일본은 현재 2명에 1명 또는 1.5명 중 1명이 암에 걸리게 된다고 말하는 시대에 접어들었다. 인류 역사상 의학이 가장 발달한 이 시대에 '암에 걸린 사람을 알지 못한다는 사람'이 오히려 드문 시대를 살아가기 때문이다.

암 예방법이라고 하면 '절대금연', '적당한 음주'라는 생활습관을 지적하는 말을 흔히 듣게 된다. 그러나 2명에 1명, 1.5명에 1명이 암이 된다는 것은 다시 말하면, 사람들이 대부분 평생에 한 번은 암에 걸리게 된다는 것을 의미한다. 그렇다면 과연 암 예방은 가능한가? 이와 같은 소박한 의문에 부딪히게 된다.

한편으로는 대부분 사람이 암에 걸리게 된다는 시대인데도 담배를 매일 뻐끔뻐끔 피워도 암에 걸리지 않는 사람, 폭음과 폭식으로 나날을 보내는데도 암에 걸리지 않는 사람도 있다. 참 신기하지 않은가?

이러한 것을 생각하면 역시 유전자의 영향이 크다는 사실을 인정할 수밖에 없다. 앞으로는 암을 포함해서 유전자의 작용, 유전적 체질을 빼고는 병의 예방법을 말할 수 없을 것이라고 본다.

생활습관병의 대표적 질환인 당뇨병도 밤마다 술을 마시고, 많은 양의 식사를 매일 한다 해도 당뇨병의 유전적 소인이 없으면 당뇨병이 되지 않는다. 그러나 유전적 소인이 있는 사람은 먹고 싶은 음식, 마시고 싶은 술을 참고 지내더라도 당뇨병이 되는 경우가 있다.

살찌기 쉬운 타입, 살찌기 어려운 타입을 생각하면 좀 더 이해하기 쉬울 것이다. 신경 쓰지 않고 잘 먹어도 살이 찌지 않는 사람이 있는가 하면, 조금만 먹어도 살찌는 사람이 있다. 이것 역시 유전적 체질의 차이 때문이다.

암에 관해서도 21세기의 예방의학적 관점에서 생각할 때, 유전적 체질을 무시하고 일률적으로 '○○해서는 안 된다', '△△는 하라'고 하는 것은 무의미하다. 모든 사람에게 같은 것을 제시한다 해도 그 사람에게 절실한 이유가 없는 것은 계속할 수 없으므로 예방효과는 별로 기대할 수 없다.

나는 개인의 유전자에 근거를 둔 예방법을 만들어가지 않는다면, 참된 의미에서 암 예방은 불가능하다고 생각한다.

유전자검사에
도사리고 있는
위험성

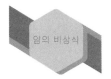

암의 비상식

유전적 체질을 알기 위해서 무엇을 어떻게 하면 좋을까? 지금
은 매우 간단한 검사로 병에 걸리기 쉬운 체질을 알아볼 수 있게
되었다. 나도 8년 전 유전자검사 관련 회사를 설립하는 일에 관여
했다. 이후 그 당시와 비교해보면 유전자검사를 하는 회사는 꽤
늘어났다. 그뿐만 아니라 그때보다도 손쉽게 유전자검사를 할 수
있도록 진보하고 있다.

인터넷으로 '유전자검사'라고 입력해 검색하면 제법 많은 수
의 전문사이트가 떠오른다. 예를 들어 검사전문키트(kit)를 사용
해 타액을 받아 우편으로 보내면 질병에 걸리기 쉬운 타입이라든

가 체질을 알아볼 수 있다는 것이다. 또 어떤 상품은 세 가지 메뉴가 있으며, 검사항목이 가장 많은 것은 38종류의 암, 19종류의 생활습관병, 93종류의 다른 병에 관한 위험과 체질에 관한 130항목 등 모두 합쳐 280항목을 조사할 수 있고, 비용은 3만 엔 정도 설정되어 있다.

다른 유전자검사 서비스도 마찬가지인데, 타액을 취하거나 면봉과 같은 것으로 구강 점막을 긁은 것으로도 간단하게 검사할 수 있다. 손쉽고 가격도 합리적이라서 유전자검사는 이제 누구라도 원한다면 쉽게 할 수 있는 시대에 살고 있다.

게다가 '질병이 걸리기 쉬운지를 검사함'이라고 듣게 되면 저항감이 생길지도 모르지만, '비만타입을 알아봄', '알코올에 대한 감수성을 알아봄'은 거부감 없이 검사받아보기를 원하는 사람이 많아지게 될지도 모른다.

나는 앞으로는 유전자가 가리키는 체질에 근거하여 암을 비롯한 모든 병에 대한 예방의학을 생각해야 한다는 관점을 갖고 있다. 실제로 그러한 방향으로 나아가게 될 거라고 생각한다. 다만 주의해야 할 것은 유전자정보는 매우 민감한 정보라는 것이다.

현시점에는 유전자정보를 누가 관리하고, 어떻게 다루느냐에 관해 사회적 합의가 이루어지지 않았으며, 이에 관한 명확한 규정도 없다. 이와 같은 상황에서 유전자검사를 받는다는 것은 큰 위험도 따른다는 사실을 인식해야 한다. 예를 들어 암이 되기 쉬운 체질, 당뇨병이 되기 쉬운 체질이라는 정보는 생명보험에 가입할 때 불리하게 될 것이다. 또는 취직이나 결혼을 할 때도 불리하게 작용할 가능성이 있다.

유전자정보는 일반인이 생각하는 것 이상으로 악용되면 곤란한 정보다. 은행계좌에 얼마나 저축하고 있느냐는 것도 대단히 개인적인 정보이지만, 유전자정보는 그 이상으로 타인에게 알려지면 안 된다. 왜냐하면 자신만의 문제가 아니기 때문이다.

유전자정보는 부모로부터 자식에게 이어지므로, 만일 정보가 누설되면 자신을 비롯하여 아이들이나 손자, 증손자 대대로 불이익을 당하게 될 우려가 있다. 유전자검사를 받는다는 것은 자신에게 그렇게 중요한 개인정보를 기업에 건네준다는 것이다. 검사받을 때는 이 부분까지 깊이 생각해서 판단해야 한다.

반복해서 말하지만, 향후 암 예방법을 생각하려면 유전적 체질을 아는 것이 필요하다. 다만, 현시점에는 정보취급에 관한 규칙이 철저하지 않기 때문에 안이하게 유전자검사를 받는 것은 돌이킬 수 없는 위험성도 내포한다는 사실을 잊어서는 안 된다.

암의 10%는
유전으로
정해진다

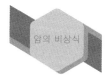

여기까지 진정한 의미에서 암 예방에 관한 사고방식으로 개인의 유전적 체질에 입각해 방법을 모색해야 한다고 설명했다. 그중에서도 전체 10% 정도 암은 유전적 성향이 강해서 '유전성 암'이라고 한다.

그럼 암이 생기는 원인을 다시 복습해보자.

2장에서 다양한 발암인자 때문에 세포의 유전자가 상해를 받고 유전자의 복제실수가 일어난 결과, 발암유전자가 작동된 세포가 태어나게 되는 것이 암의 시작이라고 설명했다. 이것은 나이가 먹어갈수록 유전자가 상해를 입게 되는 후천적 유전자변이다.

그런데 유전성 암은 선천적으로 유전자에 변이가 있기 때문에 생기는 암이다. 대부분 세포가 암으로 바뀌는 것을 멈추게 하는 암억제유전자가 태어나면서 변이를 일으킨다. 이것은 부모로부터 자식에게 유전되는 암이다.

'암 가계(家系)'라는 말을 들어본 적이 있을 것이다. 가족이나 친척 중 암에 걸린 사람이 있으면 암 가계라고 하는데, 실제로 '유전성 암'은 암 전체의 5~10%다.

그런데 암억제유전자에는 수십 종류나 있다는 사실이 알려져 있다. 어떤 암억제유전자에 변이가 일어났느냐에 따라 발현하기 쉬운 암의 종류는 바뀐다.

예를 들어 'APC'라는 암억제유전자에 변이가 있는 경우, 대장 전체에 100개 이상의 폴립(polyp)이 생기는 '가족성대장선종증(家族性大腸腺腫症)'이라는 병을 일으키기 쉽고, 이 상태를 방치하면 높은 확률로 암이 된다.

'MLH1', 'MSH2', 'MSH6', 'PMS2'라는 네 가지 암억제유전자 중 하나에 변이가 있는 경우 '린치증후군(Lynch syndrome)'이라고 하는데, 대장암 등의 암이 발병하기 쉽다는 것이 알려져 있다. 린치증후군의 린치는 이 병을 발견한 린치 박사 이름에서 명명한 것이다.

또 하나 'BRCA1', 'BRCA2'라는 암억제유전자의 변이가 원인이 되어 생기는 유전성유방암, 난소암도 유명하다. 유럽이나 미국에서 나온 데이터에 따르면 BRCA1 유전자의 변이가 있는 경우, 평생 유방암이 발병할 확률은 65~80%, 난소암이 발병할 확률은 37~62%이고, BRCA2 유전자의 변이가 있는 경우, 유방암이 발병할 확률은 45~85%, 난소암이 발병할 확률은 11~23%라고 알려져 있다. 결국 전체는 아니지만 일반보다 높은 확률로 암이 발병한다.

그리고 유전성유방암의 경우 양쪽 유방에 암이 발병할 확률도 일반에 비해 높고, 유방암과 난소암 양쪽에 걸리는 확률도 높다.

'APC'유전자의 변이도 'MLH1', 'MSH2', 'MSH6', 'PMS2' 유전자의 변이도 'BRCA1', 'BRCA2' 유전자의 변이도 부모로부터 자식에게 유전되는 확률은 50%다.

- 가계에 젊은 나이에 암에 걸린 사람이 있음

- 가계에 몇 번이나 암에 걸린 사람이 있음

- 가계에 특정 암이 많이 발병함

위의 사항에 해당하는 사람은 이른바 암 가계며 유전성 암의 발
암위험성이 높다고 할 수 있다. 이에 관해 궁금한 사람은 전문의
료기관에서 암 유전자검사나 유전 카운슬링을 받을 수도 있다.

예방적 수술은
타당할까

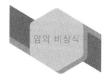

암의 비상식

　'BRCA1', 'BRCA2' 유전자는 2013년 미국 여배우 안젤리나 졸리(Angelina Jolie) 씨가 유전자검사 결과에서 양성반응이 나타나 예방을 위해 양쪽 유방을 절제하는 수술을 받은 사실을 세상에 공표해서 전 세계적 관심을 끌었다. 그 후 2015년에는 난소와 난관도 적출했다는 뉴스를 들었다. 모친이 약 10년간에 걸친 투병생활 끝에 56세라는 젊은 나이에 난소암으로 사망한 것이 유전자검사를 받게 된 계기였다고 한다.

　그런데 안젤리나 졸리 씨보다 먼저 영국 여성이 동일한 예방수술을 받았다는 기사가 〈뉴스위크(News Week)〉에 게재되었다. 10

년 정도 전의 일이었다고 기억한다.

그녀들처럼 가족 중 유방암이나 난소암에 걸린 사람, 특히 젊은 나이에 걸린 사람이 있으며 자신도 'BRCA1, 2' 유전자검사를 받았더니 양성이었을 경우, 암에 걸리고 싶지 않아서 유방을 수술로 제거해버린다는 것은 확실히 합리적인 행동이라고 할 수도 있다. 다만, "그것으로 정말로 예방이 가능한가?", "절대로 발병하지 않는다는 것인가?"라고 추궁하듯 질문한다면, 전문가로서 '아직은 알 수 없음'이라는 대답을 할 수밖에 없다. 유전자검사에서 양성이었기 때문에 예방을 위해서 유방 절제수술을 받은 사람을 10년, 20년, 30년 동안 추적한 데이터는 아직 없기 때문이다.

게다가 일본인과 서양인을 비교하면 유방 크기도 다르고 유전자 관여도 다르다. BRCA 유전자의 변이가 있다고 해도 일본인은 백인과 비교해서 암이 발병할 확률이 제법 낮다고 알려져 있다. 유전자검사에서 양성이었다 해도 100% 암이 발병하는 것은 아니다. 그러니까 예방을 위해서 절제하는 것이 옳다고는 말할 수 없다.

원래 수만 년 동안 유제품을 먹어온 서양인과 생선이나 채소절임, 된장찌개 등을 매일 먹어온 일본인의 체질이 완전히 다른 것은 당연하다. 유전자 변이가 같다 해도 결과가 같다고는 단언할 수 없다.

일본인은 서양인과 다른 유전자가 더 강하게 관여할 가능성도 충분히 있다. 같은 유전자라 해도 다른 변이가 관여할 가능성도 있다.

나는 인종이 다르면 결과도 다를 수 있고 무엇보다 10년 후, 20년 후 데이터가 아직 없는 시점에서 예방을 위하여 수술을 받는다는 것은 시기상조가 아닌가 생각한다. 그것보다도 암이 생기면 되도록 빨리 발견하고, 확실한 대응한다는 마음 자세가 더 의미가 있을 것이다.

진정한 의미의
암 조기발견

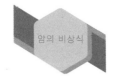
암의 비상식

　일본 국립암연구센터는 2014년 '모든 암을 초조기(超早期)에 발견할 수 있는 시스템 구축을 2030년을 목표로 하고, 보험진료에 편성하도록 노력하겠다'고 발표했다. 현재 수준에서 화상진단과 종양 마커(Tumor Marker, 종양표지자)로는 암을 진단하는 데 한계가 있다. 어느 정도 크기가 되지 않으면 화상에서 암을 발견하기는 어렵다. 한편 종양 마커는 정확성이 떨어지기 때문에 암이 아닌데도 암이라고 진단되거나 암을 간과하는 일도 자주 일어난다.

　그러한 점에서 유전자검사를 이용한다면 암조직이 아주 작더라도 상해받은 유전자는 혈액 속에 새어 나오므로 암을 발견할 수 있다. 이 검사 방법은 매우 합리적이고 정확한 진단이다.

실제로 소화기계 암에 관해서는 유전자를 조사하는 것으로 조기발견이 가능할 수 있게 되었다. 유전자검사를 이용해 암을 초조기에 진단하는 클리닉은 전국적으로 확산되고 있으며, 신뢰성이 높을 뿐만 아니라 실적도 쌓이는 추세다.

다만, 현시점에는 '소화기 암에 관해서는', '이 타입의 암에 관해서는'이라는 조건이 붙는다. 모든 암에 대해 망라적으로 초조기 진단을 할 수 있는 수준까지는 아직 도달하지 않은 상태다. 국립암연구센터가 목표로 하는 것은 좀 더 망라하는 조기진단이므로, 앞으로 5년 후를 기대한다.

누구나 주의해야 하는 발암성 물질과 저체온

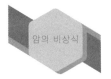

암의 비상식

질병 예방을 생각할 때 개인의 유전자정보는 아주 중요하지만, 그전에 생각해야 하는 예방의학의 기본이 있다. 그것은 매일 섭취하는 음식물이다. '일상생활에서 식사'라고 하면 채소를 많이 섭취한다거나 기름진 음식물을 과식하면 안 된다는 것을 상상할 것이다. 그러나 그전에 근본적인 함정이 있다. 매일 섭취하는 식사와 수반해서 알게 모르게 많이 섭취하는 '식품첨가물'이다.

일본은 식품위생이 아주 엄격한 나라다. 얼마 전 중국의 공장에서 바닥에 떨어뜨린 고기를 주워 넣는 영상이 방영되어 '너무 심하다!'고 대단한 화제가 되었는데, 일본에서는 결코 생각할 수 없는 일이다. 식중독을 일으키지 않도록 하고 식품의 색이 변하지 않도록 각 기업이 노력하기 때문이다. 이와 같은 것은 언뜻 아주 좋은 것처럼 보이는데, 그 반면에 보존료(保存料)나 착색료(着色料), 산화방지제 등이 과다하게 사용되는 실태도 있다. 식중독을 유발하지 않기 위해서, 장기간 보존하기 위해서, 식료품의 색을 좋게 보이기 위해서… 일본의 식품은 엄격하게 관리받지만, 그것을 지탱하는 것은 화학물질이다.

나는 이전에 산업의사로 일했던 한 식품업체 공장에서 제품을 만드는 과정을 견학한 적이 있다. 그때 '왜 첨가제를 이렇게 많이 넣을까!' 하고 놀랐다.

마트나 편의점에서 팔리는 상품 중에는 옛날이라면 2, 3일 진열 해두면 이내 곰팡이가 생기고 부패했던 음식물이 일주일 정도 방치하더라도 곰팡이가 생기지 않는 것도 있다. 그것은 식품위생을 위해 기업에서 노력했다고 말할 수 있을지 모르지만, 그렇게 고농도 보존처리제가 다량 들어간다는 것의 반증이다.

어느덧 일본은 세계에서도 손에 꼽는 식품첨가물투성이 나라가 되었다. 이와 같은 사실을 드러내는 하나의 예가 육아에서 모유와 우유다. '아기에게는 우유보다 모유가 좋다'는 이야기는 자주 듣는 말이다. 확실히 엄마의 젖은 영양균형이 좋고 알레르기를 예방하는 면역물질도 함유되어 있다. 한편 인공적으로 만들어진 분유에는 면역물질이 부족하다.

그래서 내가 이전에 알레르기에 관해 연구할 때 모유로 기른 아이들과 분유로 기른 아이들을 비교했더니, 모유를 먹인 아이들이 알레르기 발병률이 낮다는 결과가 분명히 나타났다.

그런데 최근에는 그 경향이 역전되었다. 우유로 기른 아이들이 알레르기 발병률이 낮아진 것이다. 그 원인은 매일 섭취하는 음식물에 있다. 첨가물이 듬뿍 들어 있는 음식물을 매일 먹는다면 모유에도 나쁜 물질이 함유된다. 그래서 모유가 더욱더 성적이 나빠졌다. 이 때문에 전문가 사이에 '모유가 좋다'고는 쉽게 말할 수 없게 되었다. 식품위생을 지탱하는 식품첨가물 중에는 발암성이 있는 것이 많다.

나는 유전자에 관해 말하기 전에 누구나 생각해야 하는 암 예방은 몸에 안 좋은 첨가물을 되도록 피하는 것이라고 생각한다. 이 것은 모든 질병 예방의 기본이다. 극단적으로 말하면 중국과 같이 위생관리가 충분하지 않는 국가에서 만들어진 음식물은 식중독을 일으킬 수 있을지도 모른다. 하지만 식중독은 설사나 구토 등으로 독소가 체외로 배출된다. 첨가물투성이 음식물을 매일 섭취하는 일본인의 식사와 비교하여 어느 쪽이 나을지 생각해보면 오히려 일본의 식품이 더욱 두려운 것이 아닐까 걱정된다.

최근 들어 암이 점점 젊은 나이에 많이 발병한다는 점도 신경 쓰인다. 옛날보다 젊은 나이에 암에 걸리는 사람이 증가하며, 특히 여성의 암이 젊은 나이에 발병하는 경향이다.

몸속에 암이 생긴 후 진단에서 발견될 수 있는 정도 크기가 될 때까지는 보통 20년 정도 시간이 걸린다. 그런데 젊은 나이에 암이 발견된다는 것은 이미 더 어렸을 시점에 암이 시작되었다는 것을 의미한다.

또 하나, 식품첨가물 문제와 더불어 예방의학의 기본으로 조심해야 하는 것은 저체온이다. 이것은 암에만 한정하는 것이 아니라 모든 질병과도 관련되어 있다. 예를 들어 당뇨병이 되기 쉬운 유전자를 가지고 있다 해도 식생활을 바르게 하고 체온이 높은 사람은 당뇨병이 되지 않는다.

그렇다면 왜 체온이 모든 질병과 관련되어 있을까? 그것은 '체온이 유지되고 있음=정상적인 대사를 유지할 수 있음'이기 때문이다. 당뇨병 유전자로 불리한 상황이 되더라도 효소가 작용해서 '청소'를 해준다.

그러나 체온이 저하되면 효소 속 '청소부대'가 정상으로 작용하지 않게 된다. 암뿐만 아니라 다양한 질병에서 중증인 사람은 거의 예외 없이 체온이 낮다는 것이 그 예다. 저체온 때문에 유전자가 일으키는 불리한 상황을 다른 세포들이 보완할 수는 없다.

체온은 36.2~36.6℃가 최적이라고 알려져 있다. 더 높아도 효소의 활성은 똑같다. 같은 효소활성이라면, 필요 이상으로 체온이 높으면 괜히 에너지를 사용하게 된다. 그래서 지나치게 높은 것도 좋지 않다.

젊은 여성 중에는 짧은 스커트 차림의 일상생활, 욕조에 몸을 담그지 않은 채 샤워로 간단하게 끝내는 습관 등 몸을 차갑게 한 채 생활하는 사람이 너무 많다. 이전에 어떤 회사에서 조사했더니 20대 여성 70~80%가 체온이 36℃ 미만이었다.

매일 섭취하는 식사에 섞여 있는 식품첨가물에 주의하고 몸이 냉하지 않도록 하는 것은 지금 당장 실천할 수 있는 암 예방법이다. 게다가 이 예방법은 암에 한정하지 않고 모든 질병에 공통한다. 젊은 시절부터 이것을 의식적으로 실천한다면 소중한 건강을 지키게 될 거라고 생각한다.

나는 '수술·항암제·방사선'이라는 현대의학의 암치료에서 이른
바 '표준치료'라는, 치료가 아닌 암 진료를 한다. 암 3기, 4기의 진
행·말기암 환자 치료에 관여하게 된 지 7년 정도 지났다. 그동안
진료한 암 환자는 500명이 넘는데 한 사람 한 사람을 신기하게도
잘 기억한다.

　이 책에서는 환자 여섯 분 이야기를 소개했다. 여섯 분 모두 "처
지가 비슷한 상황에 있는 암 환자분들에게 희망이 있다는 것을 알
려드릴 수 있다면 좋겠다"며 실명으로 소개하는 것을 흔쾌히 허
락해주셨다. 이분들께 이 자리를 빌려서 다시금 감사의 마음을 전
한다.

나는 2년 전까지는 나가사키의 클리닉을 거점으로 체재형(滯在型)으로 치료했다. 쇠약해진 환자로서는 나가사키까지 오기가 힘들겠지만 치료를 시작한 초기에는 환자 치료 데이터를 확실히 얻고 싶다는 생각에 굳이 나가사키로 오라고 해서 치료에 전념하도록 했다. 내 클리닉에 오면서 다른 의료기관에서 항암치료를 받거나 독자적으로 식이요법을 한다면 내가 실시하는 치료 자체의 효과를 알 수 없다는 점도 체재 형태의 진료를 한 이유 중 하나였다.

그와 같이 실행했던 덕분에 면역요법, 유전자치료, 온열요법을 조합한 복합적 치료로 말기암이라도 2년 생존율 60%라는 치료성적을 얻게 되었다. 다음 단계로 '내 치료법을 보급한다'는 생각으로 2013년 1월 거점을 도쿄로 옮겼다. 그 결과 예상치 못했던 최신 서플리먼트에 관한 정보가 수집되고 유전자, 면역, 온열요법이라는 각 치료에 서플리먼트를 추가한 네 가지를 기틀로 하는 복합적 치료체계로 진화하게 되었다.

나는 상담하는 환자에게 치료법을 선택할 때에는

① 효과가 있는가

② 힘들지 않는가

③ 비용은 어느 정도 드는가

이 세 가지를 고려하라고 말한다.

내 클리닉에서 서플리먼트라는 선택지를 추가하게 되면서 치료 효과는 물론 비용이라는 측면에서도 환자 부담을 경감할 수 있게 되었다.

서플리먼트에 관해서는 그 후에도 유력한 것이 몇 개나 나타났다. 예를 들어 이 책에서는 언급하지 않았지만 내가 지금 주목하는 것 중 하나가 '카나비디올(cannabidiol, CBD)'이라는, 대마에 함유된 성분이다. '대마'라고 하면 이상하게 느낄지도 모르지만 CBD는 암의 통증에 극적인데다가 효과가 신속하게 나타난다는 연구보고가 있다.

말기암에서 암성 통증의 완화 요법이라고 하면 의료용 마약이 사용되는데, 이 경우 진통작용은 분명히 있지만 한편으로 면역력을 극단적으로 떨어뜨린다. 그런데 CBD는 통증에 효과가 있을 뿐만 아니라 면역력을 증강하는 작용도 하기 때문에 암이 치유되었다는 보고도 있다.

나는 뼈에 전이가 있는 환자 등 암성 통증이 있는 환자에게 사용했는데 좋은 효과를 얻고 있다. 아직 연구 중이지만 향후 유력한 치료법이 되지 않을까 기대하고 있다.

이 책은 암 환자나 그 가족에게 '포기하기 전에 이러한 치료도 있다는 것을 알게 하고 싶다'는 마음으로 썼다. 의사나 의학자들도 반드시 읽게 되기를 바란다. 그리고 이 복합적 치료를 검증해서 과학적 반론이 있다면 진지하게 받아들일 것이며, 찬동해주는 의사가 있다면 기꺼이 노하우를 전하고 협력을 아끼지 않을 것이다.

나 혼자서 대응할 수 있는 환자는 한계가 있다. 책임감을 가지고 대응할 수 있는 사람은 아무리 노력해도 고작 15명 정도다. 그러나 일본에서는 해마다 약 40만 명이 암으로 사망한다. 또한 암에 걸리는 환자는 연간 90만 명 정도다. '이제 암은 치료할 수 있는 병이 되고 있다'고 말하면서도 지금도 절반에 가까운 암 환자가 사망하고 있다.

내가 실시하는 면역요법, 유전자치료, 온열요법, 서플리먼트라는 복합적 치료를 더 많은 암 환자에게 보급할 수 있다면 전체 암 치료 실적이 바뀔 것이다.

내 클리닉에서는 현재 비보험진료라는 형태로 복합적 암치료를 하지만, 좋은 데이터가 쌓인다면 장래에는 보험진료에 편성될 것이다. 지금은 과도기라고 생각한다.

암 의료현장에서 '이대로라면 안 되지 않을까?', '더 좋은 치료법이 있지 않을까?'라는 의문을 가지고 있는 의사들이 적지 않을 것이다. 이 책을 손에 들고 치료법에 관심을 가지는 의사가 한 명이라도 더 많아지기를 기대한다.

마지막으로, 이전에 저술한 《말기암, 끝까지 포기하지 말자!》를 출판하고 나서 5년이나 지났다. 그동안 향상된 치료기술은 본문에 소개했다. 이번 출판에 관해서는 히구치(writer) 씨, 카와키타(전 PHP연구소 이사) 씨, 소노베(産學社社長) 씨에게 많은 신세를 졌다. 이 자리를 빌려 감사하는 마음을 전한다. 독자 여러분, 또 그 주위에 있는 모든 분의 건강한 생활을 빌며 끝낸다.

시라카와 타로

　한국인이 81세가 될 때까지 3명 중 1명이 암에 걸리는 시대가 되었다는 것은 공공연한 사실입니다. 따라서 누구든 언제 암이라고 진단받는다 하더라도 이상하지 않은 상황이 되었습니다. 한편, 눈부신 의학 발전에 힘입어 암치료법도 진보해 종래에 비하여 생존율도 개선되고 있습니다. 그런데도 역시 암이라고 진단되면 충격을 받지 않을 사람은 없을 것입니다.

　암 초기에는 자각 증상이 없는 경우가 많기 때문에 우리나라에서 2년에 한 차례씩 실시하는 국민건강보험의 종합건강진단을 받으러 갈 때는 대부분 건강하므로 병 따위는 없다고 생각하게 됩니다. 그런데 검진결과 암이라는 통고(通告)를 받게 되면 "내가 이렇게 건강한데 암이라니 무슨 헛소리야!"라고 하게 됩니다. 도저히 믿기지 않기 때문에 받아들이기가 쉽지 않습니다. 또 "왜 하필이면 나야? 도대체 내가 무슨 나쁜 짓을 했다고?"라며 자신이 암에 걸린 것을 마치 하늘이 내린 벌(罰)처럼 생각하거나 "불규칙적이고 분별없이 생활해왔으니 이렇게 된 것은 당연한 결과지"라고 자책하며 절망의 심연으로 가라앉는 상황에 처하게 됩니다. 그런가 하면 "직장이나 사업상 인간관계에서 쌓여온 스트레스가 원인이다"라며 불특정한 사람들에게 뿜는 원망 속으로 곤두박질치는 등 다양한 심경에 빠져버리게 됩니다.

우리 사회에는 암에 걸렸어도 생생하게 살고 있는 사람이 많습니다. 그렇지만 처음 암이라는 의사의 말을 듣는 현장에서는 쇼크로 아무것도 생각할 수 없습니다. 그리고 그 당시는 청천벽력과 같은 충격으로 침체되었지만 시간이 어느 정도 지나면 침착해지고 냉정하게 사리분별을 하게 됩니다. 암 환자의 정신적 패닉상태에 관한 연구에서는 암 확진을 통고받은 후 2년이 경과하는 동안 대부분 회복된다는 보고도 있으므로 환자나 가족이 기억해두는 것이 좋겠습니다.

《우리가 몰랐던 암의 비상식》은 일본에서 이 책이 출판된 2015년 가을, 제가 소속된 학회의 정기학술회에서 처음 보았습니다. 당시

이 책을 쓴 시라카와 타로 박사를 초청해 말기암의 다양한 치료방법과 치료성적에 대한 강연을 들었습니다.

강연장 한쪽에 마련된 책 코너에서 이 책을 집어 들고 책장을 훌훌 넘겼는데 내용이 무척 흥미진진하여 그 자리에서 거의 다 읽었습니다. 리셉션장의 환영인사 시간에 시라카와 박사와 만나 인사하면서 강연과 책 내용에 감동했다는 소감을 전했습니다. 대화 중 한국의 암연구자를 비롯한 독자들이 책을 읽게 하고 싶다고 했더니 박사는 바로 흔쾌히 승낙했습니다.

이 책에는 현대의학을 전공한 내과전문의가 제시하는 말기암치료법에 도전하는 새로운 암치료 시도와 그에 따른 성적표, 가능성에 관한 정보가 담겨 있습니다. 특히 말기암에 관해서 현대의료의 '암치료 3대 요법'을 사용하지 않는 '서플리먼트요법 및 온열요법이라는 대체요법'을 적용하여 올리고 있는 암치료 성적은 암이 말기에 이른 환자분들에게 새로운 선택지를 제시하는 것으로써 의미가 있다고 생각합니다.

저는 대체의학자로 색채정보역학치료 분야를 연구하면서 18년 넘게 암을 비롯한 난치성 질병에 대해 공부하고 있습니다. 그 과정에서 동료 연구회원들과 경험하고 만났던 암 환자분들이 대부분 자신이 앓고 있는 암에 대하여 기초 정보도 가지고 있지 않다는 사실을 매우 안타깝게 생각했습니다. 물론 암이라고 하는 특수한 질병에 대한 전문적 지식을 일반인인 환자가 이해한다는 것은 어려운 일이라고 생각합니다. 그렇지만 이 책 본문에도 소개했듯이 암과 대치하려면 암의 성격 등 대상 질병의 진면목을 알아야합니다.

어느 날, 해마다 받아오던 건강검진 결과에서 재검을 받으라는 통보를 받고 암 전문병원의 전문의에게서 △△암이라고 확진을 받게 되면 혼비백산하는 것이 암 환자가 처해지는 상황입니다. 주치의에게서 암의 치료계획, 치료과정 등에 대해 설명을 듣는 상황에서는 패닉에 빠지게 됩니다. 그렇다 하더라도 모든 것을 담당의사에게 맡겨버리고 "처분대로 해주십시오" 하는 것은 좋은 태도가 아니라고 생각합니다. 최종적인 선택지는 환자 본인이 결정해야 합니다.

암치료에서 가장 중요한 것은 진단 후 최초로 받는 의료행위이므로 우선 주치의가 제시하는 치료방법을 이해하는 것이 중요합니다. 그러려면 자신의 병에 대한 지식을 쌓아야 합니다. 암 진단 결과를 처음 듣는 상황에서 냉정하게 의사 이야기에 귀를 기울이며 이해하기는 어렵습니다. 암 환자들은 대부분 머릿속이 하얗게 되어 의사가 무슨 얘기를 했는지 기억하지 못한다고 합니다.

그렇지만 치료를 받는 사람은 환자 자신입니다. 우선 현재 자기 병상을 올바르게 이해해야 합니다. 보통 암이 발생한 장기에만 신경 쓰기 마련이지만, 지금까지 자신이 걸렸던 병이나 현재 치료하고 있는 병도 고려해야 합니다. 게다가 지금부터 행해지는 치료를 이해하려고 노력해야 합니다.

국가가 운영하는 국가암정보센터(www.cancer.go.kr)나 국립암센터(www.ncc.re.kr)를 비롯한 전문 암센터의 사이트나 암학회 등의 사이트에서 암에 관한 다양한 정보를 공부해둘 필요가 있습니다. 그래야만 주치의와 원활하게 상담할 수 있습니다. 자신의 인생이 걸린 문제일 뿐만 아니라 자기 가족의 운명이 달린 일생일대의 대변환 시점이기 때문입니다.

암과 같은 난치성 질환에는 세컨드오피니언(second opinion) 제도를 추천합니다. 세컨드오피니언은 치료를 받는 것은 아니지만 암이라고 진단받고 치료방법과 경과 등을 주치의가 아닌 다른 전문의에게 듣고 자기 질병에 관하여 좀 더 구체적인 정보를 얻는 것입니다. 이와 같은 의미에서 이 책은 암 환자가 알아두면 좋은 기초지식으로 가이드라인을 제시하고 있습니다.

이 책 제목인 《우리가 몰랐던 암의 비상식》은 역설(逆說)로서 암에 관한 이해와 치료법의 새로운 전문영역이라는 의미를 담고 있습니다. 암의 3대 요법을 선택하는 것은 우리 시대에는 누구나 아는 상식일 것입니다. 암에 걸린 환자분들에게 상식을 뛰어넘는 또 다른 선택지는 없을까요?

암 3대 표준치료를 받고도 원하는 결과를 얻을 수 없어 대체요법을 찾아 전전긍긍하는 암난민(癌難民)이 한 사람이라도 줄어들기를 기원합니다.

이준육

중 앙 생 활 사 Joongang Life Publishing Co.
중앙경제평론사|중앙에듀북스 Joongang Economy Publishing Co./Joongang Edubooks Publishing Co.

중앙생활사는 건강한 생활, 행복한 삶을 일군다는 신념 아래 설립된 건강·실용서 전문 출판사로서
치열한 생존경쟁에 심신이 지친 현대인에게 건강과 생활의 지혜를 주는 책을 발간하고 있습니다.

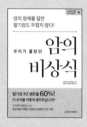

우리가 몰랐던 **암의 비상식**

초판 1쇄 인쇄 | 2018년 4월 23일
초판 1쇄 발행 | 2018년 4월 27일

지은이 | 시라카와 타로(白川太郎)
옮긴이 | 이준육(JoonYook Lee)·타키자와 야요이(Yayoi Takizawa)
펴낸이 | 최점옥(JeomOg Choi)
펴낸곳 | 중앙생활사(Joongang Life Publishing Co.)

대　　표 | 김용주
책임편집 | 이상희
본문디자인 | Studio.mi

출력 | 영신사　종이 | 한솔PNS　인쇄·제본 | 영신사

잘못된 책은 구입한 서점에서 교환해드립니다.
가격은 표지 뒷면에 있습니다.
ISBN 978-89-6141-215-5(03510)

원서명 | 「がん」の非常識

등록 | 1999년 1월 16일 제2-2730호
주소 | ㉾ 04590 서울시 중구 다산로20길 5(신당4동 340-128) 중앙빌딩
전화 | (02)2253-4463(代)　팩스 | (02)2253-7988
홈페이지 | www.japub.co.kr　블로그 | http://blog.naver.com/japub
페이스북 | https://www.facebook.com/japub.co.kr　이메일 | japub@naver.com
♣ 중앙생활사는 중앙경제평론사·중앙에듀북스와 자매회사입니다.

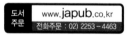

도서
주문

www.japub.co.kr
전화주문 : 02) 2253-4463

※ 이 도서의 국립중앙도서관 출판시도서목록(CIP)은 서지정보유통지원시스템 홈페이지(http://seoji.nl.go.kr)와
국가자료공동목록시스템(http://www.nl.go.kr/kolisnet)에서 이용하실 수 있습니다.(CIP제어번호: CIP2018011031)

중앙생활사에서는 여러분의 소중한 원고를 기다리고 있습니다. 원고 투고는 이메일을 이용해주세요.
최선을 다해 독자들에게 사랑받는 양서로 만들어 드리겠습니다. 이메일 | japub@naver.com